Garba Sadiq Uthman

Estudo comparativo da eficácia da ocitocina e do misoprostol na HPP

Garba Sadiq Uthman

Estudo comparativo da eficácia da ocitocina e do misoprostol na HPP

Oxitócicos utilizados no tratamento da hemorragia pós-parto em Maiduguri, Nigéria

ScienciaScripts

Cover image: www.ingimage.com

This book is a translation from the original published under ISBN 978-3-659-85249-7.

Publisher:
Sciencia Scripts
is a trademark of
Dodo Books Indian Ocean Ltd. and OmniScriptum S.R.L publishing group

120 High Road, East Finchley, London, N2 9ED, United Kingdom
Str. Armeneasca 28/1, office 1, Chisinau MD-2012, Republic of Moldova, Europe
Printed at: see last page
ISBN: 978-620-8-36488-5

ÍNDICE

ABREVIATURAS

AED = Academy for Educational Development

AMTSL = Active Management Of The Third Stage Of Labour

ANC = Antenatal care

ANOVA = Analysis of Variance

ARDS = Acute respiratory distress syndrome

ASFR = Age-specific fertility rates

BNF = British National Formulary

BP = British Pharmacopoeia

BPC = British Pharmaceutical Codex

BP/CR = Birth preparedness and complication readiness

DHS = Demographic and Health Surveys

DIC = Disseminated Intravascular Coagulopathy

EA = Enumeration area

EmOC = Emergency obstetric care

EOC = Essential obstetric care

FCI = Family Care International

FIGO = International Federation Of Gynaecologists And Obstetricians

GRF = General fertility rate

IAG = Safe Motherhood Inter-Agency Group

ICM = International Confederation of Midwives

ICPD = International Conference on Population and Development

IPC/C = Interpersonal communication and counselling

JHPIEGO = John Hopkins Programme on International Education in Gynaecology and Obstetric

JHU/CCP = Johns Hopkins University Bloomberg School of Public Health Center for Communication Programs

KgF = Kilo gram Force

LSD = Least Significant Difference

MCH = Maternal and Child Health

MDG = Millennium Development Goal

MNH = Maternal and Neonatal Health

MMR = Maternal Mortality Ratio

MNPI = Maternal and Neonatal Health Program Effort Index

MVA = Manual vacuum aspiration

NGO = Non-Governmental organization

OECD = Organization for Economic Co-operation and Development

PMTCT = Prevention of Mother-to-Child Transmission

PPC = Postpartum care

PPH = Postpartum haemorrhage

QIQ = Quick Investigation of Quality

SMI = Safe Motherhood Initiative

STI = Sexually transmitted infection

TBA = Traditional birth attendant

UN = United Nations

UNFPA = United Nations Population Fund

UNICEF = United Nations Children's Fund

USP = United States Pharmacopoeia

WHO = World Health Organization

DEFINIÇÕES

Recetor 5-HT1A (5-HT1AR): Proteína responsável por induzir a secreção de oxitocina.

Artrogripose: Também conhecida como Artrogripose Multiplex Congénita, é uma doença congénita rara que se caracteriza por múltiplas contraturas articulares e pode incluir fraqueza muscular e fibrose. Trata-se de uma doença não progressiva. O nome da doença deriva do grego, significando literalmente "articulações curvadas ou em gancho".

Borno: Estado do nordeste da Nigéria. A sua capital é Maiduguri. O Estado foi formado em 1976 a partir da divisão do Estado do Nordeste. Até 1991, incluía o que é atualmente o Estado de Yobe.

Carboprost: Um análogo sintético da prostaglandina PGF2α (especificamente, é 15-metil- PGF2α) com propriedades ocitócicas. O nome comercial do carboprost triometamina é Hemabate® . O carboprost induz contracções e pode desencadear o aborto no início da gravidez. Também reduz a hemorragia pós-parto.

Coagulopatia: também designada por perturbação da coagulação e perturbação hemorrágica, é um defeito no mecanismo de coagulação do sangue do organismo, que provoca uma suscetibilidade à hemorragia (diátese hemorrágica).

Droga ecológica: droga ou agente que apressa o parto ou o aborto.

Gravidez ectópica, ou eccise: Uma complicação da gravidez em que a gravidez se implanta fora da cavidade uterina. Com raras excepções, as gravidezes ectópicas não são viáveis. Além disso, são perigosas para a mãe, sendo a hemorragia interna uma complicação comum. A maioria das gravidezes ectópicas ocorre nas trompas de Falópio (as chamadas gravidezes tubárias), mas a implantação também pode ocorrer no colo do útero, nos ovários e no abdómen. Uma gravidez ectópica é uma potencial emergência médica e, se não for tratada corretamente, pode levar à morte. Numa gravidez normal, o óvulo fertilizado entra no útero e instala-se no revestimento uterino, onde tem muito espaço para se dividir e crescer. Cerca de 1% das gravidezes têm uma localização ectópica, não ocorrendo a implantação dentro do útero, e destas 98% ocorrem nas trompas de Falópio.

Ergometrina (outros nomes incluem ergonovina e beta-propanolamida do ácido d-lisérgico): Derivado da ergolina (e da lisergamida) e um dos principais alcalóides da cravagem do centeio e da morning glory. É quimicamente semelhante ao LSD, à ergina e ao ácido lisérgico.

Exostrofia : A extrofia da bexiga, mais propriamente o complexo exostrofia-epispadias, é uma anomalia congénita em que parte da bexiga está presente fora do corpo. É rara, ocorrendo uma vez em cada 40.000-50.000 nados-vivos com um rácio de 2:1 homens:mulheres.

Macrossomia fetal : Uma complicação da diabetes mellitus gestacional ou de uma gravidez prolongada. Um feto macrossómico é definido como tendo um peso superior a 4000 gramas.

Histoquímica : Ramo da ciência que se ocupa da composição química das células e dos tecidos do corpo.

Holoprosencefalia : A holoprosencefalia (HPE, outrora conhecida como arinencefalia) é uma doença cefálica em que o prosencéfalo (o cérebro anterior do embrião) não se desenvolve em dois hemisférios. Normalmente, o prosencéfalo é formado e a face começa a desenvolver-se na quinta e sexta semanas de gravidez humana. Os genes Hox, que orientam a colocação das estruturas embrionárias, não se activam ao longo da linha média da cabeça, permitindo que as estruturas que normalmente estão emparelhadas à esquerda e à direita se fundam. A condição também ocorre noutras espécies, como no Cy, o gatinho ciclope.

Hidrocefalia: Também conhecida como "água no cérebro", é uma condição médica em que há uma acumulação anormal de líquido cefalorraquidiano (LCR) nos ventrículos, ou cavidades, do cérebro. Isto pode causar um aumento da pressão intracraniana no interior do crânio e um aumento progressivo da cabeça, convulsões e incapacidade mental. A hidrocefalia também pode causar a morte.

Hidroxiprolina: (*2S*,*4R*)-4-Hidroxiprolina, ou L-hidroxiprolina (C5H9O3N), é um aminoácido não-proteinogénico comum, abreviado como HYP, por exemplo, no Protein Data Bank. A hidroxiprolina difere da prolina pela presença de um grupo hidroxilo (OH) ligado ao átomo de C (gama).

Misoprostol em comprimidos: O misoprostol é um medicamento utilizado para a prevenção de úlceras gástricas induzidas por anti-inflamatórios não esteróides (AINE), para o aborto precoce, para o tratamento de aborto espontâneo e para induzir o parto. Esta última utilização é controversa nos Estados Unidos. O misoprostol foi inventado e comercializado pela G.D. Searle & Company (atualmente Pfizer) com o nome comercial de Cytotec (muitas vezes incorretamente escrito Cyotec), mas existem atualmente outras formulações genéricas e de marca. Do ponto de vista farmacológico, o misoprostol é um análogo sintético da prostaglandina E1 (PGE1).

Gestação múltipla: Um parto múltiplo ocorre quando mais do que um feto é levado a termo numa única gravidez. São utilizados nomes diferentes para os nascimentos múltiplos, consoante o número de descendentes. Os múltiplos mais comuns são dois e três, conhecidos como gémeos e trigémeos. Estes e outros nascimentos múltiplos ocorrem em graus variáveis na maioria das espécies animais, embora o termo seja mais aplicável às espécies placentárias. Dicionário.

Gravidez molar: Forma anormal de gravidez, em que um óvulo fertilizado não viável se implanta no útero, convertendo assim os processos normais de gravidez em processos patológicos. Caracteriza-se pela presença de uma mola hidatiforme (ou mola hidatiforme, mola hydatidosa). As gravidezes molares são classificadas em moles parciais e completas. As moles completas não têm tecidos embrionários ou fetais identificáveis e surgem quando um óvulo vazio, sem núcleo, é fertilizado por um (ou ocasionalmente dois) espermatozóides normais.

Mutagénio (do latim, literalmente *origem da mudança*): Um agente físico ou químico que altera o material genético, normalmente o ADN, de um organismo, aumentando assim a frequência das mutações acima do nível natural de fundo. Uma vez que muitas mutações causam cancro, os agentes mutagénicos são também, normalmente, agentes cancerígenos. Nem todas as mutações são causadas por agentes mutagénicos: as chamadas "mutações espontâneas" ocorrem devido a erros na replicação, reparação e recombinação do ADN.

Miométrio: O miométrio é a camada média da parede uterina, constituída por células musculares lisas e tecido estromal e vascular de suporte. A camada interna da parede uterina é o endométrio ou revestimento uterino, e a camada externa é a serosa ou perimétrio. Durante a gravidez, o miométrio distende-se (as células musculares lisas aumentam de tamanho e de número) para permitir o desenvolvimento da gravidez e contrai-se de forma coordenada, através de um efeito de feedback positivo (o "reflexo de Ferguson"), durante o processo de parto. Após o parto, o miométrio contrai-se para expulsar a placenta e reduzir a perda de sangue. Assim, um benefício positivo da amamentação precoce é a estimulação natural deste reflexo para reduzir a perda de sangue e facilitar um regresso rápido ao tónus muscular uterino e abdominal anterior à gravidez. A falta de contração nesta fase é designada por atonia uterina. Após a gravidez, o útero regressa ao seu tamanho normal através de um processo de involução miometrial.

Injeção de ocitocina (Pitocin®, Syntocinon®): Uma hormona natural produzida no cérebro que provoca a contração do útero. A oxitocina pode ser utilizada quando o parto tem de ser induzido ou durante o parto, se as contracções não forem suficientemente fortes para progredir normalmente. Também é utilizada para controlar a hemorragia após o parto. A oxitocina também pode ajudar a estimular as contracções em caso de aborto incompleto ou aborto espontâneo. Estão disponíveis injecções genéricas de oxitocina.

Paridade: O número de vezes que uma mulher ou um animal fêmea deu à luz. Pode dar origem a alguma ambiguidade no caso de eventos que ocorram entre as 20 e as 24 semanas e no caso de gravidezes múltiplas. Uma mulher que tenha dado à luz um determinado número de vezes é designada por paridade 0, paridade 1, paridade 2, paridade 3 e assim por diante. Uma mulher que nunca tenha completado uma gravidez para além das 20 semanas é designada por **nulípara**, **nulípara** ou **para 0**. Uma mulher na sua primeira gravidez pode também ser designada por **primípara**, que pode ser abreviada para **primip**. **Bípara** ou **bípara** são por vezes utilizados como sinónimos de para 2. Uma mulher que tenha dado à luz duas ou mais vezes é designada por **multípara** ou simplesmente por **multip**. O termo multípara também pode descrever um nascimento de mais do que um filho de uma só vez, em contraste com um nascimento **uniparto** de um filho. **Grande multípara** refere-se a uma mulher (**grande multípara**) que deu à luz cinco ou mais vezes.

Placenta: A placenta é um órgão que liga o feto em desenvolvimento à parede uterina para permitir a absorção de nutrientes, a eliminação de resíduos e as trocas gasosas através do fornecimento de sangue da mãe. As placentas são uma caraterística que define os mamíferos eutherianos ou "placentários", mas também se encontram em algumas cobras e lagartos com níveis de desenvolvimento variáveis até aos níveis dos mamíferos.

Polidrâmnio (polyhydramnion, hydramnios): Condição médica que descreve um excesso de líquido amniótico no saco amniótico. Ocorre em 0,2 a 1,6% das gravidezes. É tipicamente diagnosticado quando o índice de líquido amniótico (AFI) é superior a 20 cm ($\geq$ 20 cm). O oposto do polihidrâmnio é o oligohidrâmnio, uma deficiência de líquido amniótico.

Serotoninérgico: Uma droga que actua sobre a serotonina e o 5-HT1AR, resultando na libertação de oxitocina (por exemplo, MDMA ("Ecstasy").

Atonia uterina: A atonia uterina é uma perda de tónus na musculatura uterina. Normalmente, a contração do músculo uterino comprime os vasos e reduz o fluxo. Isto aumenta a probabilidade de coagulação e evita hemorragias. Assim, a falta de contração do músculo uterino pode causar uma hemorragia aguda. Clinicamente, 75-80% das hemorragias pós-parto são devidas a atonia uterina.

Uterotónicos: Agentes utilizados para induzir a contração ou uma maior tonicidade do útero. Os uterotónicos são utilizados tanto para induzir o parto como para reduzir a hemorragia pós-parto. Alguns uterotónicos actuam como análogos da oxitocina. Um ocitocinérgico, ou ocitócico, significa "que tem a ver com a ocitocina (OXT)". O recetor de oxitocina (OXTR) é o local de ligação e de ativação da oxitocina. Um tocolítico actua para se opor à contratilidade uterina. Estes agentes podem ter um mecanismo oxitocinérgico. Por exemplo, o Atosiban actua desta forma.

CAPÍTULO 1 INTRODUÇÃO

1.1 Declaração introdutória

Esta dissertação relata um estudo comparativo da eficácia da ocitocina intravenosa (10 UI) e do misoprostol oral em comprimidos (600 μg) na prevenção da hemorragia pós-parto (HPP) entre 1800 puérperas que deram o seu consentimento na zona de Maiduguri, no Estado de Borno, no nordeste da Nigéria. Três instituições de saúde estiveram envolvidas no estudo. Foram elas: University of Maiduguri Teaching Hospital, Maiduguri Specialist Hospital e Yerwa Maternal and Child Health Clinic.

1.2 Declaração do problema de investigação

A gravidez e o parto implicam riscos significativos para a saúde, mesmo para as mulheres sem problemas de saúde pré-existentes. Cerca de 40% das mulheres grávidas têm problemas de saúde relacionados com a gravidez e 15% de todas as mulheres grávidas sofrem complicações a longo prazo ou com risco de vida (Starrs, 1997). A Organização Mundial de Saúde (OMS) calcula que, em 1995, cerca de 515 000 mulheres morreram devido a complicações da gravidez e do parto (OMS, 2000). A maior parte destas mortes ocorreu nos países em desenvolvimento, muitas vezes devido ao facto de as mulheres não terem acesso a cuidados que salvam vidas. A nível mundial, mais de meio milhão de mulheres morrem anualmente de causas relacionadas com a gravidez e o parto (OMS, 2005). Nas últimas duas décadas, vários programas internacionais têm estado a trabalhar no sentido de melhorar a saúde materna. De acordo com Sai (1987), "A Iniciativa Maternidade Segura e o programa da OMS 'Tornar a Gravidez Mais Segura' são dois exemplos desses esforços". Estes programas esforçam-se por reduzir a morbilidade e a mortalidade maternas relacionadas com a gravidez através de parcerias globais. Os Objectivos de Desenvolvimento do Milénio estabelecidos pela

As Nações Unidas (ONU) esforçam-se especificamente por reduzir em 75% o número de mortes maternas em todo o mundo (Declaração do Milénio das Nações Unidas). AbouZahr e Royston (1991) observaram que, apesar destes esforços para combater a mortalidade materna, pouco tinha mudado. A OMS (2004) informou que a taxa de mortalidade materna (RMM) era de 400/100 000 nados-vivos desde 1995. Em 2008, a RMM atingiu um valor estimado de 410/100.000 nalgumas regiões em desenvolvimento do mundo, contribuindo significativamente para uma estimativa de 358.000 mortes maternas ocorridas em todo o mundo (OMS, 2010). A variação anual global estimada da RMM em 2008 foi de menos 2,3% (OMS, 2010), contra menos 5,5% (John *et al*, 2010), o que se postulava ser necessário para cumprir a meta dos ODM de reduzir a taxa de mortalidade materna em três quartos entre 1990 e 2015. Faltando apenas cinco anos para o prazo de 2015 para atingir os Objectivos, os progressos lentos no ODM 5 (Melhorar a saúde materna) têm sido motivo de preocupação para a comunidade internacional.

A causa mais comum de mortalidade materna é a hemorragia obstétrica, que ocorre geralmente após o parto e é responsável por 25-33% de todas as mortes maternas (AbouZahr, 1998; OMS, 2004). A taxa de mortalidade devida à HPP varia muito no mundo, indo de menos de 10% nos países desenvolvidos a quase 60% nalguns países do terceiro mundo. Motashaw (1997) e AbouZahr (1998) apresentaram estimativas das taxas de mortalidade relacionadas com a HPP, baseadas em estudos hospitalares, de 25-30% na Índia, 43% na Indonésia e até 59% no Burkina Faso. Estas estimativas não são fiáveis porque as mulheres que recorrem a um hospital para serem tratadas não representam a população geral de mulheres. Além disso, é mais provável que a hemorragia ocorra e é mais difícil de tratar fora dos hospitais.

Li *et al* (1996) referiram que mais de metade de todas as mortes maternas ocorrem nas primeiras 24 horas após o parto, principalmente devido a hemorragia excessiva. De acordo com AbouZahr (2003), "A hemorragia grave, ou hemorragia, é a causa mais importante de morte materna em todo o mundo. Mesmo que uma mulher sobreviva à HPP, pode ficar gravemente anémica e sofrer de problemas de saúde contínuos".

Estima-se que haja 14 milhões de casos de hemorragia relacionada com a gravidez todos os anos; pelo menos 128.000 destas mulheres sangram até à morte (OMS, 1998). Uma revisão sistemática da OMS de 2006 concluiu que 34% das mortes maternas em África se deviam a hemorragias (Khan *et al*, 2006). Na Nigéria, a hemorragia é a primeira causa mais importante de morte materna, sendo classificada em segundo lugar em Maiduguri, depois da hipertensão (Mairiga *et al*, 2008). A HPP é, por isso, vista como uma das principais causas de mortalidade materna, particularmente nos países em desenvolvimento, e de morbilidade materna, tanto nos países desenvolvidos como nos países em desenvolvimento. (Cameron e Robson, 2006).

Estima-se que, a nível mundial, 140 000 mulheres morram de HPP todos os anos - uma em cada 4 minutos (AbouZahr, 2003; Potts e Campbell, 2004). Para além da morte, a HPP pode ser acompanhada de morbilidade grave. As sequelas incluem síndroma de dificuldade respiratória do adulto, coagulopatia, choque, perda de fertilidade e necrose da hipófise (síndroma de Sheehan) (AbouZahr, 2003).

De acordo com a OMS (2004), a hemorragia é responsável por 28% de todas as mortes maternas diretas e continua a ser a causa mais comum de mortes maternas diretas a nível mundial. Potts e Campbell (2004) referiram que, com uma mulher a morrer em cada 4 minutos, a HPP é responsável por 30% da mortalidade materna a nível mundial. Uma declaração conjunta emitida pela Federação Internacional de Ginecologistas e Obstetras (FIGO) e pela Confederação Internacional de Parteiras (ICM) em 2004 identifica a redução da HPP como um componente essencial da maternidade segura

(JHPIEGO, 2004). A HPP é, por conseguinte, um importante problema de saúde mundial. Isto é ainda mais grave nas sociedades em desenvolvimento como a Nigéria. Nunca é demais sublinhar a necessidade de uma abordagem de gestão cientificamente comprovada que seja segura, eficaz e acessível.

A principal causa de HPP é a atonia uterina, que é geralmente evitável através da utilização de uterotónicos convencionais, entre os quais a ocitocina é preferida em ambientes hospitalares (Gulmezoglu *et al*, 2001; Ng *et al,* 2001; Langenbach, 2006). No entanto, a utilização de ocitocina não é viável em países de baixo rendimento, onde os partos ainda ocorrem em casa, com parteiras sem formação que não praticam a gestão ativa da terceira fase do trabalho de parto (AMTSL) (Selo-Ojeme, 2002; Kodkany *et al*, 2004; Miller *et al*, 2004; Walraven *et al*, 2005; Langenbach, 2006). Outros agentes uterotónicos, como o misoprostol oral, demonstraram ser eficazes na prevenção da HPP, mas ainda não foram implementados como tratamento padrão em locais com poucos recursos, como a Nigéria (JHPIEGO, 2004; Derman *et al*, 2006).

1.3 Importância do estudo / Justificação do estudo

A HPP é a causa direta mais importante de mortalidade materna nos países de baixos rendimentos e uma das mais evitáveis (Chong e Su, 2006). Como a causa mais comum de HPP é a incapacidade do útero para se contrair adequadamente (atonia uterina), um aspeto fundamental na prevenção da HPP é a terapia uterotónica. Os agentes mais utilizados são a ocitocina injetável e/ou a ergometrina. Estes agentes requerem uma administração parentérica e, por conseguinte, competências para administrar as injecções. Além disso, a ergometrina requer refrigeração e a ocitocina pode ser inactivada se for exposta a temperaturas ambiente elevadas. Devido a esta superioridade farmacocinética, a utilização de misoprostol oral para prevenir a HPP tem atraído uma atenção considerável (Chong e Su, 2006). No entanto, os relatórios sobre a superioridade clínica de um agente uterotónico em relação a outro não foram claramente definidos e, por vezes, são contraditórios. Além disso, a maior parte destes relatórios de investigação contraditórios foram realizados noutros locais que não a comunidade nigeriana. Por conseguinte, é necessário estabelecer dados clínicos autênticos que expliquem a superioridade relativa de um agente em relação ao outro numa comunidade nigeriana.

Uma diretriz recente sobre a prevenção da HPP desenvolvida pela OMS recomendou a utilização de ocitocina intravenosa 10 UI ou misoprostol 600 μg por via oral, para a prevenção da HPP em contextos em que não se pratica uma gestão ativa do trabalho de parto (OMS, 2007). Sendo um uterotónico estável, ativo por via oral e barato, o misoprostol parece ser ideal para a prevenção da HPP no mundo em desenvolvimento. A ausência de dados adequados na literatura (estudos ou experiência clínica) relativamente à eficácia comparativa do misoprostol em relação à ocitocina nos países em desenvolvimento justifica a razão de ser deste estudo e estabelece a sua importância.

1.4 Quadro teórico

O misoprostol é facilmente administrado e não requer embalagem e armazenamento farmacêutico rigoroso como a ocitocina. É, portanto, ideal para ambientes com poucos recursos e pode provavelmente proporcionar a mesma ou melhor prevenção da HPP que a ocitocina.

Os efeitos adversos significativos relatados como estando associados à utilização de misoprostol no tratamento da HPP estão provavelmente associados à via de administração (sublingual) e aos parâmetros farmacocinéticos que a acompanham (por exemplo, absorção mais rápida, dando origem a muitos efeitos adversos). Outras vias, como a oral ou a rectal, podem resultar numa melhor gestão da HPP com menos efeitos secundários em comparação com a via sublingual.

1.5 Objectivos do estudo

1.5.1 *Objetivo*

O objetivo deste trabalho de investigação é comparar a eficácia da ocitocina intravenosa 10 UI e do comprimido de misoprostol oral 600 µg na prevenção da HPP na terceira fase do trabalho de parto.

1.5.2 *Objectivos específicos*

- estudar a necessidade de agentes ocitócicos adicionais, a necessidade de transfusão de sangue e a necessidade de intervenção cirúrgica após as duas abordagens de gestão

- para estudar o perfil de efeitos adversos dos dois regimes terapêuticos.

- estudar a aceitabilidade pelos doentes das duas abordagens de gestão

- para estudar a forma como a paridade varia com a HPP e a eficácia relativa dos dois medicamentos em diferentes grupos de paridade.

- para estudar a relação entre o intervalo entre partos e a HPP e a forma como a eficácia relativa dos dois medicamentos varia consoante os intervalos entre partos.

- para estudar como a idade gestacional varia com a HPP e como a eficácia relativa dos dois medicamentos varia com a idade gestacional.

- para estudar como a idade dos doentes varia com a HPP e como a eficácia relativa dos dois medicamentos varia consoante os grupos etários.

- para descobrir se existe alguma relação entre a tribo dos doentes e a HPP e a eficácia relativa dos dois medicamentos em alguns dos grupos tribais.

- estudar o modo como os cuidados pré-natais afectam a HPP e a relação entre os dois medicamentos e os diferentes níveis de cuidados pré-natais

- estudar a forma como a formação académica e a profissão dos doentes variam com a HPP

1.6 Declaração das hipóteses de investigação (questões de investigação)

A hipótese de investigação (hipótese nula) neste estudo é que o misoprostol oral em comprimidos de 600 µg é mais eficaz do que a ocitocina intravenosa 10 UI, na prevenção de rotina da HPP. A hipótese alternativa é que o misoprostol oral em comprimidos de 600 µg é menos eficaz do que a ocitocina injetável 10 UI intra-venosa, na prevenção de rotina da HPP.

CAPÍTULO 2 REVISÃO DA LITERATURA

2.1 Antecedentes

A terceira fase do trabalho de parto é potencialmente a parte mais perigosa para a mãe, sendo necessária uma gestão ativa. O principal risco é a ocorrência de HPP, definida como uma hemorragia do trato genital de 500 ml ou mais nas primeiras 24 horas após o nascimento do bebé (Prendiville e Elborn, 1989). A causa primária da HPP é a atonia uterina. A HPP é uma causa importante de morbilidade e mortalidade materna em todo o mundo (Ratnam *et al*, 1989; Kwast, 1991; Cook *et al*, 1999). É considerada a principal causa de mortalidade materna a nível mundial (Carroli *et al*, 2008). As proporções de mortes maternas atribuíveis à HPP variam consideravelmente entre países desenvolvidos e em desenvolvimento, o que sugere que as mortes por HPP são evitáveis (Khan *et al*, 2006).

A diminuição da prevalência da HPP na maior parte das regiões desenvolvidas do mundo deve-se provavelmente a uma melhor gestão da terceira fase do trabalho de parto (Panel Reviewer, 2000). Contudo, nos países em desenvolvimento, estima-se que a HPP seja responsável por cerca de 28% das mortes maternas (Chamberlain, 1992; De Groot, 1995). Prevalece nos países em que a multiparidade elevada, o trabalho de parto prolongado, os miomas e a anemia grave (provavelmente causada por um espaçamento reduzido entre as gravidezes, uma dieta pobre ou infecções parasitárias) são comuns (O'Brien e El-Refaey, 1994). No entanto, a maioria dos casos de HPP ocorre sem esses factores predisponentes (Panel Reviewer, 2000). O risco de morrer de HPP depende da quantidade e da taxa de perda de sangue e também do estado de saúde da mãe (Kwast, 1991). Quando as mulheres já estão comprometidas por anemia grave e doenças intercorrentes, uma perda de sangue materno de apenas 250 ml pode ser fatal (Lawson, 1967).

A gestão ativa da terceira fase do trabalho de parto, que consiste na administração de ocitócicos, no clampeamento e corte precoces do cordão umbilical e na expulsão da placenta por tração controlada do cordão umbilical, demonstrou reduzir a taxa de HPP (De Groot, 1995; Prendiville, 1996; Rogers *et al*, 1998). Os agentes ocitócicos convencionais utilizados incluem a ocitocina, os alcalóides da cravagem do centeio ergonovina (ergometrina) e metilergonovina (metilergometrina), a sintometrina (que consiste em 5 UI de ocitocina + 0,5 mg de ergometrina) e prostaglandinas como o carboprost.

A ocitocina, os alcalóides da cravagem do centeio e a sintometrina são igualmente eficazes na redução do risco de HPP quando utilizados na gestão ativa do trabalho de parto (Sorbe, 1978; Yuen *et al*, 1995; Khan *et al*, 1995; Nordstrom *et al*, 1997; Rogers *et al*, 1998). A ocitocina, que é utilizada por rotina há muitos anos, é considerada o fármaco de eleição para a prevenção da HPP porque produz o menor número de efeitos secundários (Kelsey e Prevost, 1994; De Groot, 1995). Os alcalóides da cravagem do centeio, que possuem fortes propriedades uterotónicas, podem ser utilizados como agentes de segunda linha (Sorbe, 1978; Kelsey e Prevost, 1994; De Groot *et al*, 1998). A sintometrina, que combina o rápido início de ação da oxitocina e a ação prolongada da ergometrina, é uma alternativa (Mitchell e Elbourne, 1993; Yuen *et al*, 1995; Khan *et al*, 1995). As prostaglandinas (por exemplo, carboprost, sulprostone) são agentes uterotónicos fortes de terceira linha utilizados na HPP intratável quando a massagem do fundo do útero e a utilização de outros ocitócicos falham ((Kelsey e Prevost, 1994).

Nenhum destes ocitócicos é estável à luz ou a temperaturas ambiente elevadas, pelo que requerem refrigeração para a manutenção da "cadeia de frio". Devem também ser protegidos do congelamento (Hogerzeil *et al*, 1993; Hogerzeil e Walker, 1996; Painel de revisores, 2000). Para além disso, estes agentes requerem administração parentérica (O'Brien e El-Refaey, 1997).

O misoprostol, um análogo da prostaglandina E_1, tem um registo estabelecido de segurança e eficácia na prevenção e tratamento da úlcera gástrica/duodenal causada pela utilização de agentes anti-inflamatórios não esteróides (AINE) (Collins, 1990). É rapidamente absorvido por via oral (Karim, 1987; Zieman *et al*, 1997), e os seus efeitos secundários são geralmente ligeiros e pouco frequentes (Inman, 1991). O misoprostol demonstrou ser um potente agente uterotónico que se liga seletivamente aos receptores prostanóides EP_2 ou EP_3 (Senior *et al*, 1993). O seu efeito no útero inicial da gravidez demonstrou ser rápido (Norman *et al*, 1991).

Nos países em desenvolvimento onde existe uma elevada incidência de anemia grave durante a gravidez devido a factores nutricionais, genéticos ou ambientais, mesmo uma redução relativamente pequena da perda de sangue pós-parto pode ser clinicamente relevante. Por conseguinte, a utilização de um medicamento estável e económico que possa ser administrado pelas vias mais simples pode ser crucial. Muitos partos ocorrem longe de hospitais ou instalações médicas e são supervisionados apenas por parteiras que podem não estar qualificadas para administrar ocitócicos parenterais (O'Brien e El-Refaey, 1997; Surbek *et al*, 1999). A maioria das administrações parenterais nem sempre é supervisionada (Panel Reviewer, 2000). A reutilização de agulhas para administração parentérica é uma prática comum, representando assim um grande risco de propagação de infecções transmitidas pelo sangue, como a hepatite B, a hepatite C ou a infeção pelo vírus da imunodeficiência humana (VIH). Além disso, não existem serviços de transfusão de sangue seguros e, muitas vezes, não se dispõe de conhecimentos prévios sobre a tensão arterial (O'Brien e El-Refaey, 1997).

2.2 Adaptações fisiológicas maternas

Chesley (1972) referiu que as adaptações anteparto na preparação para a perda fisiológica de sangue durante o parto incluem um aumento de cerca de 42% no volume plasmático e de 24% no volume de glóbulos vermelhos até ao terceiro trimestre. O volume plasmático não se expande normalmente nas doentes pré-eclâmpticas e é aproximadamente 9% inferior ao das grávidas normais (Blekta *et al*, 1970). As grávidas pré-eclâmpticas correm também um maior risco de perda de sangue, em comparação com a população obstétrica em geral (Dildy, 2002). A perda média de sangue durante o parto aumenta progressivamente com a complexidade do modo de parto. Os partos progressivamente complicados são acompanhados por maiores graus de perda de sangue: parto vaginal (500 ml), cesariana (1.000 ml), cesariana repetida mais histerectomia (1.500 ml) e histerectomia de emergência (3.500 ml) (Pritchard *et al*, 1962; Clark *et al*, 1984).

Tradicionalmente, a HPP tem sido definida como uma perda de sangue de 500 ml ou mais (Waters, 1952), uma definição algo arbitrária, mas uma perda que, se não for tratada, pode levar ao choque e à morte da mãe. Uma definição clássica de HPP é um declínio de 10% na concentração de hemoglobina pós-parto em relação aos níveis do anteparto. De acordo com Combs *et al* (1991)[b] , a perda excessiva de sangue, definida por uma queda de 10% no hematócrito após o parto ou pela necessidade de transfusão de glóbulos vermelhos, ocorre em aproximadamente 4% dos partos vaginais e 6% dos partos por cesariana. De acordo com Prata e Gerdts (2010), a HPP é melhor definida e diagnosticada clinicamente como hemorragia excessiva que torna a paciente sintomática (por exemplo, tonturas, fraqueza, palpitações, diaforese, inquietação, confusão, fome de ar, síncope) e/ou resulta em sinais de hipovolemia (por exemplo, hipotensão, taquicardia, oligúria, baixa saturação de oxigénio [<95%]). A hemorragia vaginal é geralmente observada, mas pode não estar presente nos casos em que a hemorragia está relacionada com hemorragia abdominal de um parto por cesariana ou um hematoma do ligamento largo após uma laceração do sulco. Um diagnóstico atempado e preciso da HPP é importante para iniciar a intervenção (por exemplo, medicamentos, cirurgia, encaminhamento) e melhorar o resultado (Prata e Gerdts, 2010).

2.3 Etiologias da hemorragia pós-parto

A HPP pode ser classificada de acordo com o seu início precoce ou tardio. A HPP precoce ocorre durante as primeiras 24 horas após o parto e a HPP tardia ocorre mais de 24 horas e menos de 6 semanas após o parto. A HPP tardia deve-se normalmente à retenção de fragmentos da placenta e à sub involução do leito placentário. A HPP precoce é mais comum, envolve maior perda de sangue e morbilidade e deve-se mais frequentemente a atonia uterina (Dildy, 1993; Dildy, 1998). Outras etiologias da HPP precoce são: retenção de fragmentos de placenta, lacerações do trato genital inferior, rutura uterina, inversão uterina, placenta acreta e coagulopatia hereditária.

2.3.1 Atonia uterina

A atonia uterina, que complica 1 em cada 20 partos, resulta numa perda excessiva de sangue quando não ocorre uma contração miometrial adequada após a expulsão da placenta (Dildy, 2002). Os factores de risco para a atonia uterina incluem condições em que o útero está demasiado distendido (polihidrâmnios, gestação múltipla, macrossomia fetal), fatigado (trabalho de parto rápido ou prolongado, corioamnionite, ou simplesmente incapacidade do útero para se contrair (utilização de agentes relaxantes uterinos como tocolíticos ou anestesia geral) (Dildy, 1993). O primeiro passo no tratamento da HPP é a avaliação da causa primária. A atonia uterina, a etiologia mais comum, é diagnosticada por palpação bimanual do útero e inicialmente tratada com massagem uterina e administração de ocitocina intravenosa (Dildy, 1998). Quando ocorre hemorragia excessiva e o útero está firme, as lacerações do trato genital e os fragmentos de placenta retidos devem ser considerados como as causas mais prováveis de hemorragia.

2.4 Terapia médica

2.4.1 Oxitocina

A ocitocina (Pitocin®, Syntocinon®) é um nonapeptídeo sintético que é administrado rotineiramente para a prevenção e o tratamento da HPP. De acordo com Van Dongen (1991), a oxitocina é um agente de primeira linha devido à escassez de efeitos secundários em comparação com todos os outros agentes disponíveis. A ocitocina pode ser administrada por via intramuscular (10 UI) ou por via intravenosa (10 UI a 40 UI por litro de fluido, velocidade titulada para controlar a atonia uterina) para o tratamento da HPP (Physicians' Desk Reference, 1997). Não existem contra-indicações absolutas para a ocitocina; no entanto, pode desenvolver-se um efeito antidiurético com sobrecarga de volume com doses cumulativas elevadas. Um ensaio aleatório que comparou dois regimes de ocitocina (333 mU/min versus 2.667 mU/min) administrados durante 30 minutos após o parto para a prevenção da HPP mostrou uma menor incidência de necessidade de agentes uterotónicos adicionais no grupo de doses elevadas (39% versus 19%, $P < 0,001$) e incidências semelhantes de hipotensão (Munn, 2001).

2.4.2 Alcalóides do Ergot

A metilergonovina (Methergine) é um alcaloide da cravagem do centeio disponível sob a forma de preparações orais (0,2 mg) e intramusculares (0,2 mg). A via parentérica é preferida no caso de HPP precoce para permitir uma absorção mais rápida. A hipertensão é uma contraindicação para esta classe de agentes (Dildy, 1998) devido ao potencial para hipertensão grave e isquémia tecidular (miocárdio) (De Groot *et al*, 1998).

2.4.3 Prostaglandinas

A 15-metil prostaglandina F2 (15-metil PGF2) (Hemabate®) é um fármaco ectólico administrado na dose de 250 µg por via intramuscular (esquelética ou miométrio) para controlo da HPP. Um estudo de 237 mulheres no pós-parto com HPP atónica refractária relatou o controlo da hemorragia imediatamente após a administração em 88% dos casos e com a administração posterior de ocitócicos em 95% dos casos (Oleen e Mariano, 1990). Uma das principais contra-indicações para a sua utilização é a asma brônquica, que pode ser exacerbada devido às propriedades bronco-constritoras da classe F das prostaglandinas (Dildy, 1998).

A prostaglandina E2 participa numa vasta gama de funções corporais, tais como a contração e o relaxamento do músculo liso, a dilatação e a constrição dos vasos sanguíneos, o controlo da pressão arterial e a modulação da inflamação. A dinoprostona PGE2, de ocorrência natural, é administrada como supositório vaginal de 20 mg. Aproximadamente metade dos pacientes experimentará elevações de temperatura devido aos efeitos na termorregulação hipotalâmica e um décimo exibirá reduções transitórias da pressão arterial diastólica de pelo menos 20 mm Hg (Physicians' Desk Reference, 2002). A dinoprostona deve ser armazenada num congelador a menos 4°C e levada à temperatura ambiente antes de ser utilizada; assim, existem várias desvantagens na sua utilização no contexto de hemorragias graves e agudas.

O misoprostol (Cytotec®) é um análogo sintético da prostaglandina E1 comercializado para a prevenção de úlceras gástricas induzidas por AINE. O misoprostol tem sido amplamente estudado com o objetivo de prevenir a HPP (El-Refaey *et al*, 1997; El-Refaey *et al*, 2000; Gulmezoglu, 2000; Gulmezoglu *et al*, 2001). No entanto, O'Brien *et al* (1998) referiram que é utilizado no tratamento da HPP. De acordo com Ramsey *et al* (1999), são necessários mais estudos para analisar as propriedades farmacocinéticas do misoprostol transrectal e a sua eficácia clínica no tratamento da HPP.

2.4.4 Terapia cirúrgica

Quando a terapia médica não é bem sucedida, pode ser necessária uma intervenção cirúrgica para controlar a HPP e garantir a sobrevivência materna. Procedimentos cirúrgicos comprovados como o tamponamento uterino, a ligadura da artéria uterina, a ligadura da artéria hipogástrica e várias "técnicas de sutura" recentemente descritas merecem ser revistas (Dildy, 2002).

2.5 Farmacologia do Misoprostol

2.5.1 Introdução

O misoprostol (éster metílico de 15-desoxi-16-hidroxi-16-metil PGE1) é um análogo sintético da prostaglandina E1. Foi desenvolvido para a prevenção e o tratamento de úlceras pépticas devido às suas propriedades secretoras de ácido antigástrico e às suas várias propriedades protectoras da mucosa (Watkinson *et al*, 1988). Tornou-se um fármaco importante na prática obstétrica e ginecológica devido à sua ação uterotónica e de preparação do colo do útero. Em comparação com outros análogos da prostaglandina, o misoprostol tem as vantagens de ser barato, estável à temperatura ambiente e ter menos efeitos secundários. As suas aplicações clínicas incluem o aborto medicamentoso, a evacuação médica em caso de aborto espontâneo, a preparação do colo do útero antes de procedimentos cirúrgicos, a indução do parto e o tratamento da hemorragia pós-parto.

2.5.2 Estrutura e química do misoprostol

Robert *et al* (1967) descobriram que as prostaglandinas da série E, que ocorrem naturalmente, inibem a secreção de ácido gástrico. No entanto, as prostaglandinas naturais têm três inconvenientes que impedem as suas aplicações clínicas. Esses problemas eram: (1) metabolismo rápido, resultando numa falta de atividade oral e numa curta duração de ação quando administradas por via parentérica, (2) numerosos efeitos secundários e (3) instabilidade química que leva a uma vida útil curta. O misoprostol difere estruturalmente da prostaglandina E pela presença de um éster metílico no C-1, um grupo metilo no C-16 e um grupo hidroxilo no C-16 em vez de no C-15. O éster metílico em C-1 aumenta a potência anti-secretora e a duração da ação do misoprostol, enquanto a deslocação do grupo hidroxilo de C-15 para C-16 e a adição de um grupo metilo em C-16 melhora a atividade oral, aumenta a duração da ação e melhora o perfil de segurança do medicamento (Roberts *et al*, 1967).

Figura 2.1

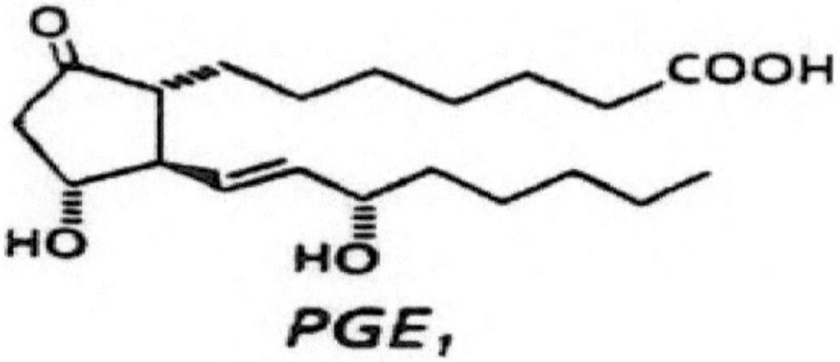

Estrutura química da prostaglandina E

Figura 2.2

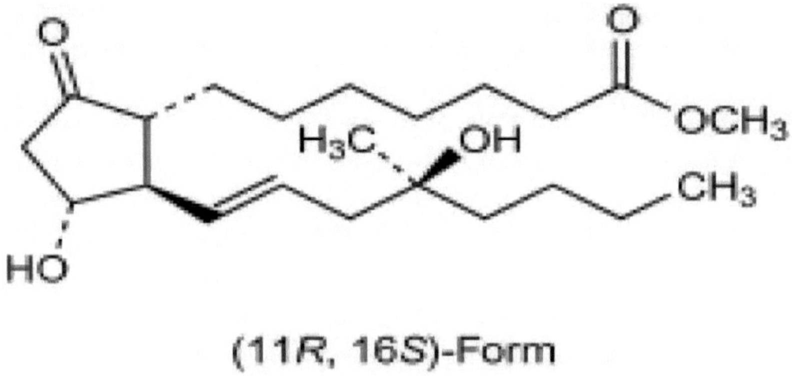

Estrutura química do misoprostol

2.5.3 Propriedades farmacocinéticas das várias vias de administração do misoprostol Os comprimidos de misoprostol foram desenvolvidos para serem utilizados por via oral. Outras vias de administração, incluindo vaginal, sublingual, bucal e rectal, também foram amplamente utilizadas em aplicações obstétricas e ginecológicas. Na última década, foram efectuados vários estudos sobre o perfil farmacocinético do misoprostol por estas vias. Foram estudadas três propriedades farmacocinéticas, o pico de concentração plasmática, o tempo até ao pico de concentração plasmática e a área sob a curva de concentração plasmática versus tempo (Zieman *et al*, 1997; Tang *et al*, 2002; Khan *et al*, 2004; Meckstroth *et al*, 2006). O tempo até ao pico de concentração plasmática (Tmax) representa a rapidez com que o fármaco pode ser absorvido; o pico de concentração plasmática (Cmax) reflecte a forma como o fármaco está a ser absorvido, enquanto a área sob a curva de concentração plasmática versus tempo indica a exposição total ao fármaco.

A compreensão das propriedades farmacocinéticas das diferentes vias de administração pode ajudar na conceção dos melhores regimes para as várias aplicações clínicas. No entanto, pode não ser capaz de prever os resultados clínicos para várias indicações clínicas. O misoprostol sublingual, que tem o T-max mais curto, é talvez útil para aplicações clínicas que requerem um rápido início de ação clínica, como a hemorragia pós-parto ou a preparação do colo do útero. Por outro lado, o misoprostol vaginal, que tem uma elevada biodisponibilidade e um nível sérico sustentado, é útil para indicações que requerem um período de tempo mais longo para a manifestação dos seus efeitos clínicos, como o aborto medicamentoso. A cinética de absorção também pode explicar o facto de algumas vias de administração estarem associadas a uma maior incidência de efeitos secundários. A administração sublingual, que dá o C-max mais elevado, está associada a uma maior incidência de efeitos secundários quando comparada com outras vias (Tang *et al,* 2007).

2.5.3.1 Via oral

Os primeiros estudos concentraram-se nas propriedades farmacocinéticas após a administração oral. Após administração oral, o misoprostol é rápida e quase completamente absorvido pelo trato gastrointestinal. No entanto, o fármaco sofre um metabolismo de primeira passagem (desesterificação) extenso e rápido para formar ácido misoprostol. Após uma dose única de 400 µg de misoprostol oral, o nível plasmático de misoprostol aumenta rapidamente e atinge um pico em cerca de 30 minutos, diminuindo rapidamente em 120 minutos e permanecendo baixo depois disso (Zieman *et al*, 1997; Tang *et al*, 2002; Khan *et al*, 2004 e Meckstroth *et al*, 2006).

2.5.3.2 . Via vaginal

Em estudos clínicos, verificou-se que a administração vaginal era mais eficaz do que a administração oral no aborto medicamentoso (El-Refaey *et al*, 1995; Ho *et al*, 1997). Zieman *et al* (1997) efectuaram o primeiro estudo farmacocinético comparando as vias de administração oral e vaginal. Em contraste com a via oral, a concentração plasmática aumenta gradualmente após a administração vaginal, atingindo o seu nível máximo após 70-80 minutos antes de diminuir lentamente com níveis detectáveis do fármaco ainda presentes após 6 horas.

Embora o pico de concentração plasmática após a administração oral seja mais elevado do que após a administração vaginal, a "área sob a curva" é mais elevada quando administrado por via vaginal. A maior biodisponibilidade do misoprostol vaginal pode ajudar a explicar o facto de ser mais eficaz no aborto medicamentoso. Foi demonstrado que o coeficiente de variação da AUC após a administração vaginal é maior do que após a administração oral (Zieman *et al*, 1997).

Isto significa que a absorção vaginal do misoprostol é inconsistente. Na prática clínica, os restos de pessários são por vezes vistos muitas horas após a administração vaginal, indicando que a absorção é variável e incompleta. Isso pode ser devido à variação entre as mulheres na quantidade e no pH do corrimento vaginal. A variação na quantidade de sangramento durante o aborto medicamentoso também pode afetar a absorção do misoprostol através da mucosa vaginal. Várias tentativas têm sido feitas para melhorar a absorção do misoprostol vaginal. A adição de água aos comprimidos de misoprostol é uma prática comum. No entanto, foi demonstrado que isso não melhora a biodisponibilidade do misoprostol vaginal (Tang *et al*, 2002).

2.5.3.3 . Via sublingual

O comprimido de misoprostol é muito solúvel e pode dissolver-se em 20 minutos quando é colocado debaixo da língua. Em 2002, Tang *et al* compararam a cinética de absorção das vias de administração oral, vaginal e sublingual do misoprostol (Tang *et al*, 2002). Verificou-se que o misoprostol sublingual tem o tempo mais curto para o pico de concentração, o pico de concentração plasmática mais elevado e a maior biodisponibilidade quando comparado com outras vias. O pico de concentração plasmática é atingido cerca de 30 minutos após a administração sublingual e oral, ao passo que, após a administração vaginal, demora 75 minutos (Tang *et al*, 2002). Por conseguinte, parece que as vias sublingual e oral têm o início de ação mais rápido. Após 400 µg de misoprostol, uma dose sublingual atinge um pico de concentração mais elevado do que a administração oral e vaginal. Isto deve-se à rápida absorção através da mucosa sublingual, bem como ao facto de se evitar o metabolismo de primeira passagem através do fígado. A abundante irrigação sanguínea sob a língua e o pH relativamente neutro da cavidade bucal podem ser factores contribuintes. O início rápido e o elevado pico de concentração significam que, de todas as vias possíveis, a biodisponibilidade sistémica, medida pela AUC nas primeiras 6 horas, é maior para a administração sublingual. Em contraste com o estudo anterior de Zieman *et al* (1997), a AUC360 após a administração oral e vaginal é semelhante, mas apenas 54% e 58%, respetivamente, da administração sublingual (Tang *et al*, 2002). A diferença nos resultados sobre a biodisponibilidade nestes dois estudos pode dever-se à grande variação na absorção do misoprostol através da mucosa vaginal entre diferentes mulheres. Por outro lado, embora se tenha demonstrado que a absorção vaginal é mais lenta e que o pico de concentração é mais baixo do que o das outras vias, o nível sérico de misoprostol mantém-se nesse nível baixo durante um período de tempo mais longo. Tang *et al* (2007) relataram que, ao fim de 6 horas, o nível sérico de ácido misoprostol após a administração vaginal é mais elevado do que o das vias sublingual e oral. Por conseguinte, o efeito do misoprostol pode prolongar-se por mais de 6 horas após uma dose única, embora o nível sérico limite para a ação clínica seja desconhecido. Há cerca de uma década, foi descrito um transporte direto da vagina para o útero para a absorção de progesterona (Cicinelli *et al*, 2000). Um mecanismo similar pode existir para a absorção do misoprostol e pode explicar o melhor desempenho clínico da administração vaginal.

2.5.3.4 Via bucal

A administração bucal é outra forma de administrar o misoprostol. O medicamento é colocado entre os dentes e a bochecha e permite-se que seja absorvido através da mucosa bucal. Os estudos clínicos, embora limitados em comparação com outras vias, demonstraram que a via bucal também é eficaz para o aborto medicamentoso, a iniciação cervical e a indução do parto (Carlan *et al*, 2002; Middleton *et al*, 2005; Castleman *et al*, 2006). Após a administração bucal, o T-max é de 75 minutos, o que é semelhante ao da administração vaginal, mas a AUC após a administração bucal é apenas metade da da administração vaginal (Tang *et al*, 2007). Outro estudo que comparou a administração bucal com a sublingual também demonstrou que a AUC do misoprostol sublingual é 4 vezes superior à da administração bucal (Schaff *et al*, 2005). A via bucal é uma forma promissora de administrar o misoprostol e são necessários mais estudos para a comparar com outras vias de administração.

Figura 2.3

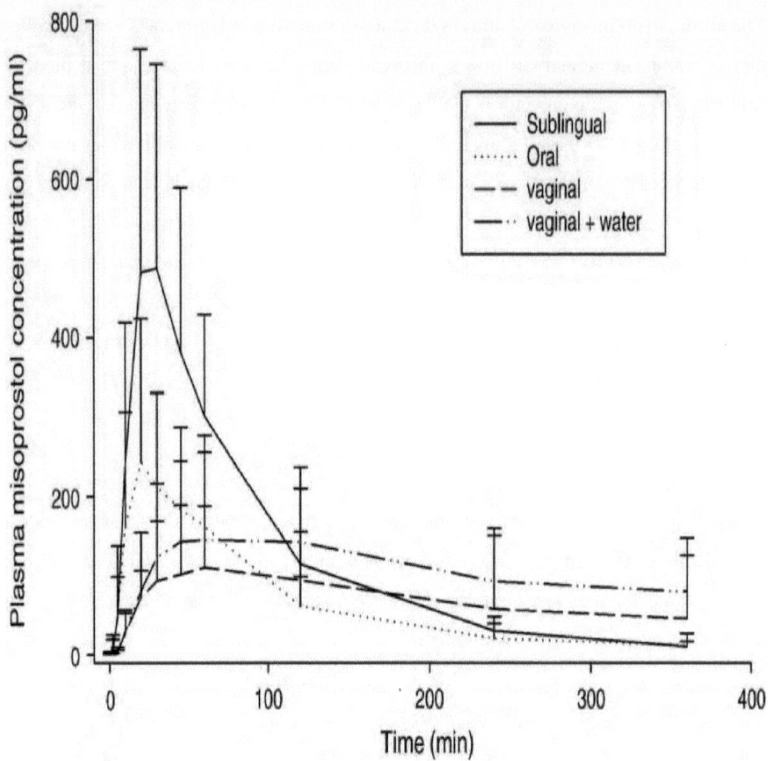

Concentrações plasmáticas médias de ácido misoprostol ao longo do tempo (barras de setas=1 DP). [Adaptado de Tang *et al*, (2007). Misoprostol: Perfis farmacocinéticos, efeitos no útero e efeitos secundários. *International Journal of Gynecology and Obstetrics ; 99,* S160-S167].

2.5.3.5 Via rectal

A via de administração rectal foi recentemente estudada para o tratamento da hemorragia pós-parto. Esta via de administração é menos utilizada para outras aplicações. O T-max médio após a administração rectal é de 40-65 minutos (Meckstroth *et al*, 2006; Khan *et al*, 2003), embora um estudo recente tenha relatado um T-max muito mais curto de 20 minutos (Tang *et al,* 2007).

2.5.3.6 Farmacocinética no leite materno humano

As mães que amamentam podem receber misoprostol para prevenção e tratamento de hemorragias pós-parto. Por conseguinte, é importante considerar os seus potenciais efeitos no feto. No entanto, existem muito poucos estudos sobre a farmacocinética do misoprostol oral no leite materno. O nível de ácido misoprostol no leite materno é apenas um terço do nível no plasma (Abdel-Aleem *et al*, 2003; Vogel *et al*, 2004). Não existem dados sobre a farmacocinética do misoprostol no leite materno para vias não orais. No entanto, seria de esperar que a concentração no leite materno fosse menor após a administração vaginal do que após a administração oral, mas poderia durar mais tempo. Desconhece-se o efeito de uma curta exposição a níveis baixos de misoprostol no feto.

2.5.4 Efeitos sobre o útero e o colo do útero

Os efeitos uterotónicos e de amolecimento cervical no trato genital feminino foram considerados como efeitos secundários e não como efeitos terapêuticos quando o misoprostol foi introduzido pela primeira vez.

No entanto, é devido a estes efeitos que o misoprostol é tão amplamente utilizado na prática obstétrica e ginecológica atual.

2.5.4.1 Útero

Após uma dose única de misoprostol oral, verifica-se um aumento do tónus uterino (Norman *et al*, 1991; Aronsson *et al*, 2004). No entanto, para produzir contracções regulares, é necessário um nível plasmático sustentado de misoprostol, o que requer doses orais repetidas. Gemzell-Danielsson *et al* (1999), relataram que o efeito da administração vaginal de uma dose única de misoprostol na contratilidade uterina é inicialmente semelhante ao da administração oral: um aumento do tónus uterino. No entanto, após 1-2 h, surgem contracções uterinas regulares que duram pelo menos até 4 h após a administração de misoprostol. O desenvolvimento de contracções regulares após a administração vaginal pode explicar a melhor eficácia clínica da administração vaginal quando comparada com a administração oral (El-Refaey *et al*, 1995; Ho, 1997). Por outro lado, Aronsson *et al* (2004), verificaram que o aumento do tónus uterino é mais rápido e mais pronunciado após o tratamento oral e sublingual do que após o tratamento vaginal.

O tempo médio para o tónus máximo também é significativamente mais curto para o misoprostol oral e sublingual em comparação com a administração vaginal (Tang *et al,* 2007). Uma a duas horas após a administração do misoprostol, o tónus começa a diminuir. No caso do misoprostol oral, este é o fim da atividade. Para o tratamento vaginal e sublingual, no entanto, o tónus é lentamente substituído por contracções uterinas regulares. Estas contracções uterinas regulares são mantidas por um período mais longo após a administração vaginal do que após o tratamento sublingual, com diminuição da atividade ocorrendo apenas após 4 horas (em comparação com 3 horas com sublingual). O efeito uterino da administração bucal e rectal foi estudado por Meckstroth *et al* (2006). Foi demonstrado que o padrão de tónus e contratilidade uterinos da administração bucal é muito semelhante ao da administração vaginal, apesar de a AUC ser 2 vezes inferior.

Até agora, os estudos sobre a contratilidade uterina mostraram que é necessário um nível sustentado, e não um nível sérico elevado, para o desenvolvimento de contracções uterinas regulares. Os estudos não conseguiram definir o nível sérico limiar para a contratilidade uterina. Parece que é necessário um nível sérico muito baixo de misoprostol para o desenvolvimento de contracções uterinas regulares. Isto é ainda mais complicado pelo facto de a sensibilidade do útero às prostaglandinas aumentar com a gestação (Tang *et al,* 2007). Os efeitos clínicos ou as acções necessárias para as diferentes indicações de utilização também variam. A força de contração necessária para atingir os efeitos clínicos aumenta normalmente com a gestação. Por exemplo, são necessárias contracções mais fortes para a indução do parto do que para o aborto medicamentoso. No caso do aborto medicamentoso, a adição de mifepristona certamente modificaria a ação do misoprostol e reduziria o nível sérico limite para a contratilidade uterina (Tang *et al,* 2007). Além da contração uterina, o efeito de amolecimento do misoprostol no colo do útero também contribui para a sua ação clínica.

2.5.4.2 Colo do útero

Houve muitos estudos clínicos que demonstraram o efeito de preparação cervical do misoprostol no estado de gravidez. O misoprostol tem sido amplamente utilizado pelo seu efeito de amolecimento cervical antes da indução do parto e do esvaziamento cirúrgico do útero. Estudos demonstraram que menos força era necessária para a dilatação mecânica do colo uterino se o misoprostol fosse aplicado antes do procedimento (El-Refaey *et al*, 1994; Ngai *et al*, 1995). Embora este efeito de amolecimento do colo do útero possa ser secundário às contracções uterinas induzidas pelo misoprostol, é mais provável que se deva ao efeito direto do misoprostol no colo do útero. O colo uterino é essencialmente um órgão de tecido conjuntivo. As células musculares lisas representam menos de 8% da parte distal do colo uterino. O mecanismo exato

Figura 2.4

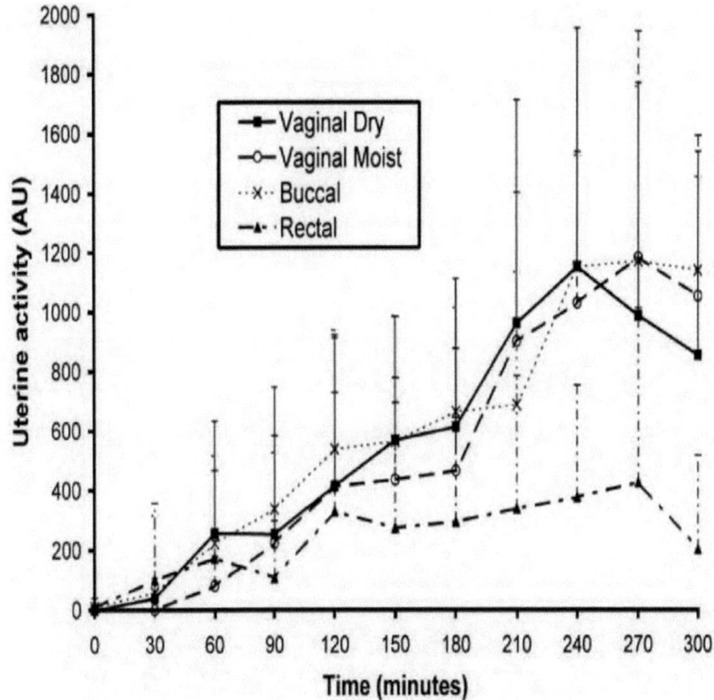

Atividade uterina média em unidades de Alexandria para quatro vias epiteliais de administração de misoprostol durante cinco horas. As unidades de Alexandria estimam a área sob a curva de pressão através do tempo para as contracções uterinas. As barras de erro representam o desvio padrão. AU, Unidades de Alexandria. [Adaptado de Tang *et al*, (2007). Misoprostol: Perfis farmacocinéticos, efeitos no útero e efeitos secundários. *International Journal of Gynecology and Obstetrics ; 99,* S160-S167].

que levam ao amadurecimento fisiológico do colo do útero não é conhecido. Os eventos bioquímicos que têm sido implicados no amadurecimento cervical são: (1) uma diminuição do conteúdo total de colagénio, (2) um aumento da solubilidade do colagénio e (3) um aumento da atividade colagenolítica. Liggins (1981), descreveu as alterações nos componentes da matriz extracelular durante a maturação cervical como semelhantes a uma resposta inflamatória.

De facto, durante o amadurecimento cervical há um influxo de células inflamatórias para o estroma cervical, o que aumenta as metaloproteinases da matriz, levando assim à degradação do colagénio e ao amolecimento cervical (Aronsson et al, 2005). Foi proposto por Tang et al (2007), que estas células produzem citocinas e prostaglandinas que têm um efeito no metabolismo da matriz extracelular. Rath et al (1982), também mostraram que vários análogos de prostaglandinas podiam diminuir o conteúdo de hidroxiprolina do colo do útero grávido.

As alterações histoquímicas no colo do útero grávido após a administração de misoprostol foram estudadas utilizando microscopia eletrónica e ensaio de absorção de pralina. A incorporação *média de prolina* por μg de proteína e a densidade de colagénio, estimada pela intensidade da luz, foram *significativamente inferiores às do controlo. Isto indicou que a ação do misoprostol parecia ser principalmente no estroma do tecido conjuntivo com evidência de desintegração e dissolução do colagénio (El-Refaey et al, 1994). A maioria dos estudos sobre a contratilidade uterina e o amolecimento cervical após o misoprostol foram realizados em mulheres grávidas. No entanto, existem evidências que sugerem que estas alterações também ocorrem em úteros não grávidos.*

Algumas mulheres não grávidas sentem cólicas uterinas após a administração de misoprostol e este medicamento também tem um efeito de preparação do colo do útero no estado não grávido (Zieman *et al*, 1997; Crane e Healey, 2006).

2.5.5 Efeitos secundários e incidência de malformações fetais

O misoprostol é um medicamento seguro e bem tolerado. Kotsonis *et al* (1985), relataram uma margem de segurança de pelo menos 500 - 1000 vezes entre doses letais em animais e doses terapêuticas em humanos. Tang *et al* (2007) referiram que não foram detectados efeitos adversos clinicamente significativos a nível hematológico, endócrino, bioquímico, imunológico, respiratório, oftalmológico, plaquetário ou cardiovascular com o misoprostol. A diarreia é a principal reação adversa que tem sido consistentemente notificada com o misoprostol, mas é geralmente ligeira e auto-limitada. Podem também ocorrer náuseas e vómitos, que desaparecem em 2 a 6 horas. Algumas mulheres sentem um sabor desagradável quando o medicamento é tomado por via sublingual ou bucal. Também foi relatada uma sensação de dormência na boca e na garganta quando é administrado por via sublingual (Tang *et al,* 2007). A dose tóxica do misoprostol é desconhecida, mas tem sido considerado um medicamento muito seguro. No entanto, um relato de caso recente identificou uma mulher que morreu de falência de múltiplos órgãos após uma sobredosagem de misoprostol: 12.000 μg durante 2 dias (Henriques *et al*, 2007).

Febre e calafrios também foram relatados e são comuns após altas doses no terceiro trimestre ou no período pós-parto imediato (Tang *et al,* 2007). A situação típica em que isto é observado é quando o misoprostol é utilizado para a prevenção ou tratamento da hemorragia pós-parto. Em estudos que envolveram o misoprostol para a prevenção da hemorragia pós-parto, foram registados arrepios em 32 - 57% das mulheres (Hoj et *al*, 2005; Walraven *et al*, 2005; Derman *et al*, 2006). Foi registada hiperpirexia (N40 °C) em vários casos após 600 μg e foi registada hiperpirexia com delírio e/ou admissão na unidade de cuidados intensivos (UCI) após 800 μg por via oral (Chong *et al,* 2001). Outra preocupação sobre o uso do misoprostol é o risco de rutura uterina, especialmente em mulheres com uma cicatriz uterina prévia. Relatos de rutura uterina são raros no abortamento medicamentoso do primeiro trimestre (Kim *et al*, 2005), mas o risco parece aumentar com a gestação. Evidências da literatura mostram que a maioria das rupturas uterinas que ocorrem durante a indução do trabalho de parto no terceiro trimestre, quando está associada a cicatriz uterina prévia e a outros factores de risco de rutura uterina (Plaut *et al*, 1999). Weeks *et al* (2007) sugeriram que a informação baseada em provas sobre estes factores de risco deve ser amplamente divulgada, de modo a evitar a utilização inadequada de misoprostol.

A infeção não é comum após o aborto medicamentoso com misoprostol. A incidência foi relatada como sendo de apenas 0,92% (Shannon *et al*, 2004). No entanto, os recentes relatos de infeção fatal por *Clostridium sordellii* após o uso de misoprostol vaginal para abortamento levaram a preocupações sobre o uso deste método. No entanto, após extensa investigação, ainda não há consenso quanto ao mecanismo de infeção nestes casos (Fischer *et al*, 2005). Acredita-se que, como a incidência geral de infeção permanece baixa, o aborto medicamentoso não deve ser considerado como um método que está associado a uma taxa de infeção mais alta quando comparado ao método cirúrgico. A exposição ao misoprostol no início da gravidez tem sido associada a múltiplos defeitos congénitos. No entanto, os relatórios de Pastuszak *et al* (1998) mostraram que o misoprostol não é embriotóxico, fetotóxico ou teratogénico. Foi proposto que as malformações podem ser devidas a uma perturbação do fornecimento de sangue ao embrião em desenvolvimento durante as contracções induzidas pelo misoprostol. Estima-se que o risco absoluto de malformações após a exposição ao misoprostol seja relativamente baixo, da ordem de 1% entre os fetos expostos (Tang *et al*, 2007).

Em registos populacionais, a incidência de anomalias não parece elevada, dado que a exposição ao misoprostol é bastante comum em algumas populações. Uma ampla gama de defeitos é possível, dependendo do tempo de exposição ao misoprostol. Os defeitos do Sistema Nervoso Central (SNC) e dos membros são as anomalias mais frequentemente relatadas. A síndrome de Mobius, que é caracterizada por paralisia facial congénita com ou sem defeitos nos membros, tem sido associada à exposição ao misoprostol (Orioli e Castilla, 2000). Outras anomalias como defeitos transversais dos membros, constrições em forma de anel das extremidades, artrogripose, hidrocefalia, holoprosencefalia e exostrofia da bexiga também foram relatadas. A malformação fetal é mais comumente associada ao uso do regime de abortamento com apenas misoprostol em comparação com o regime seqüencial que usa mifepristona e misoprostol (Tang *et al*, 2007). Isso pode ser devido à contração uterina mais forte associada a altas doses repetidas de misoprostol. Portanto, o aborto induzido por misoprostol deve ser realizado sob supervisão médica. É importante obter o consentimento informado da mulher antes do aborto e aconselhá-la sobre o risco de anomalia fetal se a gravidez continuar após a exposição ao misoprostol (Orioli e Castilla, 2000).

2.6 Farmacologia da ocitocina

2.6.1 *Introdução*

A oxitocina, também conhecida como alfa-hipofamina (α-hipofamina), é uma hormona não peptídica (composta por nove aminoácidos) com uma fórmula química representada por C43H66N12O12S2. É criada e segregada pelo hipotálamo e percorre as fibras nervosas até ao lobo posterior da glândula pituitária, onde é libertada no sistema circulatório (Uvnas Moberg, 2003). A oxitocina actua como hormona através da corrente sanguínea, desde as terminações nervosas até aos órgãos-alvo, e como neurotransmissor, uma substância sinalizadora no sistema nervoso que atinge os receptores celulares e produz efeitos específicos e localizados (Du Vigneaud et al,1953; UvnasMoberg, 2003, Angier, 2009). Viajando ao longo do eixo hipotálamo-pituitária-adrenal (eixo HPA ou HTPA), os efeitos da oxitocina são variados, incluindo a sua capacidade de modular as reacções ao stress e à ansiedade, de regular o humor, as emoções, a digestão e a função imunitária, e de facilitar a resposta sexual, o orgasmo, a ligação entre pares, a confiança e os comportamentos maternais, bem como a interação e a função social (Kuchinas, 2009; Leonie, 2008).

A oxitocina foi descoberta pela primeira vez por Sir Henry Dale, um cientista inglês, em 1909, que registou a sua presença na glândula pituitária. Dale descreveu as suas propriedades de contração uterina e, devido ao facto de acelerar o processo de parto, deu-lhe o nome de oxitocina, a partir das palavras gregas para "rápido" e "nascimento" (Uvnas Moberg, 2003). A oxitocina foi também uma das primeiras hormonas a ter a sua construção química mapeada em meados do século XX por Vincent du Vigneaud, que posteriormente recebeu o Prémio Nobel da Química em 1955 (Du Vigneaud et al, 1953). Desde então, a oxitocina tem vindo a crescer - pensava-se que estava apenas associada ao domínio reprodutivo feminino do parto (contracções uterinas) e da amamentação (libertação do leite),

2.6.2 *Atividade Farmacológica*

A ocitocina medicinal é obtida por síntese química. Esta forma sintética é idêntica à hormona natural que é armazenada na pituitária posterior e libertada na circulação sistémica em resposta à amamentação e ao parto (Alexandrova e Soloff, 1980). A ocitocina estimula o músculo liso do útero, com mais força no final da gravidez, durante o trabalho de parto e imediatamente após o parto. Nestas alturas, os receptores de oxitocina no miométrio estão aumentados (Fuchs *et al*, 1982). O recetor de oxitocina está acoplado, através das proteínas G9q, à fosfolipase C. A ativação resultante desencadeia a libertação de cálcio das reservas intracelulares, conduzindo assim à contração do miométrio (Sanborn *et al*, 1998).

A infusão intravenosa de oxitocina em doses baixas provoca contracções uterinas rítmicas semelhantes em frequência, força e duração às observadas durante o trabalho de parto. As infusões mais elevadas podem provocar contracções uterinas sustentadas. Foi observado um relaxamento transitório do músculo liso, com um breve episódio associado de hipotensão, rubor e taquicardia reflexa, com injecções intravenosas em bolus de administração rápida (Parker e Schimmer, 2006). A maioria dos ensaios utilizou a administração intramuscular (IM) ou intravenosa (IV) de 5 ou 10 UI de ocitocina. O estudo europeu mostra que esta dosagem é amplamente praticada. Dosagens específicas foram relatadas em vários contextos, por exemplo, 20 UI em bolus IV de 500 ml (Jackson *et al*, 2001) ou doses mais baixas, como 1 UI em 10 minutos ("aumentando o gotejamento").

A ocitocina actua rapidamente, com um período de latência inferior a 1 minuto após a injeção intravenosa e 2-4 minutos após a injeção intramuscular. Quando a ocitocina é administrada por infusão intravenosa contínua, a resposta uterina inicia-se gradualmente e atinge um estado estacionário em 20-40 minutos. A remoção da ocitocina do plasma é efectuada principalmente pelo fígado e pelos rins, sendo menos de 1% excretada inalterada na urina. A taxa de depuração metabólica é de 20 ml/kg/min na mulher grávida (Amico *et al*, 1984; De Groot *et al*, 1995). A utilização profiláctica de ocitocina na terceira fase do trabalho de parto foi descrita numa revisão Cochrane, em que a ocitocina isolada foi comparada com nenhum uterotónico e também com alcalóides da cravagem do centeio (Elbourne *et al*, 2001). As mulheres que receberam ocitocina profiláctica tiveram um benefício claro em termos de HPP.

2.7 Citação de alguns estudos anteriores sobre a eficácia relativa dos agentes ocitócicos na HPP

Surbek *et al* (1999) realizaram um ensaio aleatório, em dupla ocultação, controlado por placebo, envolvendo 65 indivíduos, com o objetivo de estudar a eficácia do comprimido de misoprostol oral na terceira fase do trabalho de parto. Os autores relataram uma perda sanguínea média (± erro padrão da média) estimada (345 ± 19,5 versus 417 ± 25,9 ml, P = 0,31) e uma diferença de hematócrito (4,5 ± 0,9 versus 7,9 ± 1,2%, P = 0,014) nas mulheres que receberam misoprostol e placebo, respetivamente. A taxa de HPP, 7% versus 15% no grupo do misoprostol 600 µg e do placebo, respetivamente, não foi estatisticamente significativa (P = 0,43). Para além disso, a duração da terceira fase do trabalho de parto foi de 8 ± 0,9 minutos no grupo do misoprostol contra 9 ± 1 minuto no grupo do placebo. Também descobriram que a necessidade de ocitócicos adicionais foi de 16% no grupo do misoprostol versus 38% no grupo do placebo (P = 0,47). Os efeitos secundários como náuseas, vómitos, diarreia ou hipotensão não foram diferentes entre os dois grupos. Os tremores ocorreram em 22% das pacientes no grupo do misoprostol contra 3% no grupo do placebo (P = 0,023). A dor foi semelhante entre os grupos misoprostol e placebo (média de 3,7 versus 3,4, respetivamente (P = 0,665). O resultado fetal foi favorável em todas as mulheres. Os autores concluíram que o misoprostol oral administrado na terceira fase do trabalho de parto reduziu a perda de sangue pós-parto e pode ser eficaz na redução da incidência de HPP.

Na Bélgica, Amant *et al* (1999) conduziram um ensaio aleatório duplamente cego envolvendo 213 participantes no qual o misoprostol 600 µg foi comparado com metilergometrina 200 µg na prevenção da HPP. Os autores relataram perda sanguínea estimada (>500 ml) em 4,3% no grupo da metilergometrina versus 8,3% no grupo do misoprostol (P = 0,57); 1% no grupo do misoprostol teve perda sanguínea > 1000 ml e nenhum no grupo da metilergometrina.

A necessidade de ocitócicos adicionais foi de 12,8% no grupo do misoprostol versus 4,4% no grupo da metilergometrina (P = 0,065). Outros resultados observados incluíram os seguintes: Efeitos colaterais: Os tremores ocorreram mais no grupo do misoprostol (42%) do que no grupo da metilergometrina (8,5%) (P = 0,0001), o que foi estatisticamente significativo. Não houve diferença entre os dois grupos na ocorrência de outros efeitos secundários, como náuseas, vómitos, diarreia, afrontamentos, dores de cabeça ou vertigens. Outros resultados:

A necessidade de remoção manual da placenta foi semelhante em ambos os grupos (3% no grupo da metilergometrina versus 4% no grupo do misoprostol (P = 1)). 1 mulher em cada grupo necessitou de uma transfusão de sangue.

A duração mediana do trabalho de parto foi semelhante em ambos os grupos (P = 0,88).

Temperatura, uma hora após o parto: Um aumento significativo da temperatura (≥ 38° C) ocorreu em 34% no grupo do misoprostol e 3% no grupo da metilergometrina (P = 0,0001). Um aumento da temperatura (≥ 39 oQ ocorreu apenas no grupo do misoprostol (8 %)

Não houve diferença na pressão arterial sistólica e diastólica ou nos valores de hemoglobina e hematócrito. Concluíram que, embora a proteção contra a HPP utilizando metilergometrina parentérica e misoprostol oral seja quase igual, o misoprostol está associado a mais efeitos secundários

Foi realizado um estudo comparativo da utilização de misoprostol rectal em 140 indivíduos, como gestão farmacológica ativa da terceira fase do trabalho de parto, num hospital no Egito (Diab *et al*, 1999). O resultado deste trabalho de investigação foi o seguinte: Estimativa média de perda de sangue em ml: 234 ± 11 no grupo do misoprostol versus 273 ± 12 no grupo da ocitocina/ergometrina;

Necessidade de ocitócicos adicionais: 4 no grupo do misoprostol versus 15 no grupo da ocitocina/ergometrina;

Efeitos secundários: náuseas, vómitos e diarreia ocorreram em 8 doentes no grupo do misoprostol e em nenhuma no outro grupo; tremores ocorreram em 5 doentes no grupo do misoprostol e em nenhuma no outro grupo; hipertensão sistólica pós-parto: menos no grupo do misoprostol (112 ± 1.4 no grupo do misoprostol versus 122 ± 1,6 no grupo da ocitocina/ergometrina); hipertensão diastólica pós-parto: menor no grupo do misoprostol (73 ± 1,1 no grupo do misoprostol versus 78 ± 1,8 no grupo da ocitocina/ergometrina):

A duração da 3ª etapa foi semelhante em ambos os grupos (média: 2,97 ± 0,14 no grupo misoprostol versus 3,1 ± 0,13 no grupo ocitocina/ergometrina);

Nenhuma necessitou de remoção manual da placenta;

Nenhum deles necessitou de transfusão de sangue;

Os níveis de hemoglobina e hematócrito no pós-parto diminuíram significativamente no grupo da ocitocina/ergometrina. Concluiu-se que o misoprostol rectal pode ser utilizado com segurança como tratamento farmacológico ativo na 3.ª fase do trabalho de parto.

Na Universidade de Witwatersrand, Joanesburgo, África do Sul, Bamigboye *et al* (1998a) estudaram a eficácia do misoprostol rectal na prevenção da HPP. Tratou-se de um ensaio controlado por placebo que envolveu 550 participantes. Os resultados mostraram que a duração média da terceira fase do trabalho de parto foi de 6,6 minutos no grupo do misoprostol e de 6,4 minutos no grupo do placebo. Perfil dos efeitos adversos: foram notificados vómitos em 1 mulher de cada grupo; foram notificados tremores em 1 mulher do grupo do misoprostol e em 4 mulheres do grupo do placebo (7,1 %). Concluíram que a utilização pós-parto de 400 µg de misoprostol rectal foi bem tolerada e associada a uma tendência não significativa para uma menor HPP. Perfil de efeitos secundários baixo quando comparado com a via oral de administração. O benefício potencial do misoprostol pode ser maior num ambiente em que os agentes ocitócicos não estão disponíveis.

No Reino Unido, foi realizado um estudo descritivo que envolveu 14 doentes, no qual se estudou a eficácia do misoprostol administrado por via rectal na HPP que não respondia à ocitocina e à ergometrina (O'Brien *et al*, 1998). Os resultados mostraram que a hemorragia foi controlada em todas as 14 mulheres e que foi produzida uma contração uterina sustentada nos 3 minutos seguintes à administração de misoprostol. Nenhuma mulher necessitou de qualquer outro tratamento uterotónico. A mediana da perda sanguínea estimada foi de 1000 ml; 9 mulheres (64%) tiveram uma perda sanguínea de 1000 ml ou mais; 11 mulheres (79%) necessitaram de uma transfusão sanguínea, tendo 2 doentes necessitado de pernoitar na unidade de cuidados intensivos. Todas as 14 mulheres recuperaram totalmente. Algumas das complicações que se desenvolveram foram a pré-eclampsia e a coagulação intravascular disseminada (CID). Concluiu-se que o misoprostol administrado por via rectal é um tratamento eficaz para a HPP que não responde à oxitocina e à ergometrina e pode ser uma alternativa às prostaglandinas parenterais. Os autores sugeriram que a absorção do misoprostol é dependente da membrana mucosa e que a absorção rectal pode ser tão eficaz como a absorção vaginal ou oral

Além disso, concluiu-se que a administração rectal parece ser ideal quando a via oral não pode ser utilizada ou quando a administração vaginal não é suscetível de ser eficaz na presença de hemorragia vaginal intensa. O misoprostol é barato e estável e tem um potencial considerável para reduzir a mortalidade materna nos países em desenvolvimento. Os autores sugeriram a necessidade de mais investigação, tanto nos países desenvolvidos como nos países em desenvolvimento.

Hofmeyr *et al* (1998) efectuaram um ensaio aleatório controlado por placebo sobre o misoprostol oral na terceira fase do trabalho de parto, que envolveu um total de 500 participantes. Verificaram uma perda de sangue > 1000 ml em 6% no grupo do misoprostol versus 9,2% no grupo do placebo (P = 0,18). A necessidade de ocitócicos adicionais foi de 8,4% no grupo do misoprostol versus 13% no grupo do placebo (P = 0,08); a infusão de ocitocina foi necessária em 2,8% no grupo do misoprostol e 8,4% no grupo do placebo (P = 0,006), o que foi estatisticamente significativo. Os resultados dos efeitos secundários foram estatisticamente significativos, ocorrendo em 22% no grupo do misoprostol e 10% no grupo do placebo (P = 0,001), sendo os arrepios mais comuns no grupo do misoprostol (19%) versus o grupo do placebo (5,2%) (P = 0,0001). Outros resultados secundários não foram significativos. Perda de sangue > 800 ml (não foi um ponto final predefinido neste estudo, mas foi utilizado para comparar com os resultados de um ensaio sueco recente que utilizou este ponto final): 11,2% para o misoprostol e 17,2% para o placebo (P = 0,055). Concluíram que o misoprostol se mostrou promissor como método de redução do risco de HPP. Os tremores foram um efeito secundário comum.

Bamigboye *et al* (1998b) compararam o misoprostol rectal com a sintometrina para a gestão da terceira fase do trabalho de parto. Foi um estudo randomizado que envolveu 491 indivíduos. Eles observaram o seguinte:

Perda de sangue > 500 ml: 0,9% no grupo do misoprostol versus 0,4% no grupo da sintometrina (P = 0,6).

PA sistólica > 140 mm Hg: 15% no grupo do misoprostol versus 19% no grupo da sintometrina (P = 0,3).

PA diastólica > 90 mm Hg: 4,6% no grupo do misoprostol versus 13% no grupo da sintometrina (P = 0,004).

Hemoglobina <10%: 14% no grupo do misoprostol versus 17% no grupo da sintometrina (P = 0,6).

A duração da 3ª fase foi quase idêntica entre os dois grupos (6,7 min no grupo do misoprostol versus 6,8 min no grupo da sintometrina)

Foi administrado um tratamento ocitócico adicional a 4 mulheres no grupo do misoprostol versus 1 mulher no grupo da sintometrina devido a uma contração uterina inadequada. Não foram registados efeitos secundários. Os autores concluíram que não havia evidência de maior perda de sangue no grupo do misoprostol. Os autores sugeriram a realização de mais ensaios aleatórios com amostras de tamanho suficiente comparando o misoprostol com ocitócicos convencionais.

El-Refaey *et al* (1997) efectuaram um estudo prospetivo e observacional sobre a utilização de misoprostol na prevenção da HPP em 237 mulheres. Eles relataram perda de sangue ≥ 500 ml em 6% das pacientes. Nenhuma teve perda de sangue ≥ 1000 ml. Não houve HPP secundária. Apenas 1% necessitou de transfusão de sangue. Poucas (5%) necessitaram de mais um fármaco ocitócico. Outros resultados incluíram:

A duração média da terceira fase do trabalho de parto foi de 5 minutos.

2% necessitaram de remoção manual da placenta.

Nenhuma necessitou de evacuação cirúrgica do útero.

2% apresentaram hemoglobina pós-parto < 9 g/dL.

Efeitos secundários: vómitos (8 %), diarreia (3 %), tremores (62 %).

Não foram encontradas diferenças na PA sistólica/diastólica antes e depois do parto.

A temperatura aumentou significativamente em 0,5 °C (P = 0,001)

O trabalho permitiu chegar a três conclusões:

- O misoprostol pode ser eficaz na prevenção da HPP e tem poucos efeitos secundários

- A taxa de HPP com misoprostol (6%), a necessidade de oxitócicos terapêuticos adicionais (5%) e a duração da 3ª etapa são inferiores às registadas quando a 3ª etapa é gerida de forma fisiológica. Os resultados são também comparáveis com os da sintometrina. (Revisões da administração profiláctica de ocitócicos na 3ª fase do trabalho de parto mostraram uma diminuição da taxa de HPP de 18% para 5%; a necessidade de ocitócicos terapêuticos é reduzida de 30% para 6%; e a duração da 3ª fase é reduzida de 15 minutos para 5 minutos).

- É necessário um ensaio aleatório em dupla ocultação do misoprostol oral e da sintometrina intramuscular.

Noutro relatório, El-Refaey *et al* (1996) realizaram um estudo observacional sobre a eficácia do misoprostol em 1257 indivíduos. Descobriram que o misoprostol pode ser utilizado na gestão da terceira fase do trabalho de parto. A frequência de HPP (6%), a necessidade de oxitócicos terapêuticos adicionais (6%) e a duração da terceira fase do trabalho de parto (mediana de 5 minutos) neste estudo são consideravelmente inferiores às registadas quando a terceira fase é gerida de forma fisiológica e semelhantes aos resultados obtidos com a utilização de sintometrina.

Walley *et al* (2000) relataram os seguintes resultados de um ensaio aleatório duplo-cego controlado por placebo sobre misoprostol e ocitocina na terceira fase do trabalho de parto. As suas conclusões foram as seguintes:

Não houve diferença significativa entre os dois grupos no que diz respeito à queda nas concentrações de hemoglobina (de uma média de 11,1 (± 1,3) para 10,5 (± 1,3) no grupo do misoprostol e de 10,9 (± 1,2) para 10,4 (± 1,3) no grupo da ocitocina, (P = 0,25). Outras medidas de concentração de hemoglobina pós-parto não foram significativamente diferentes entre os dois grupos.

Os resultados secundários, incluindo a perda sanguínea estimada, a duração da terceira etapa e a utilização de ocitócicos adicionais, foram semelhantes entre os grupos nas mulheres que receberam misoprostol, o que foi estatisticamente significativo (22,2% no grupo do misoprostol versus 5,7% no grupo da ocitocina, (P = 0,0001); a temperatura ≥ 37,5 C esteve presente no grupo do misoprostol, mas não foi estatisticamente significativa (7,4% versus 3,5% no grupo da ocitocina).7% no grupo da ocitocina, (P = 0,0001); a temperatura ≥ 37,5° C esteve presente no grupo do misoprostol, mas não foi estatisticamente significativa (7,4% versus 3,3% nos grupos do misoprostol e da ocitocina, respetivamente, (P = 0,11)

Não houve diferenças entre os dois grupos no que diz respeito a outros efeitos secundários, como náuseas, vómitos e diarreia.

Concluíram que o misoprostol oral parece ser tão eficaz como a oxitocina intramuscular na minimização da perda de sangue em mulheres de baixo risco na terceira fase do trabalho de parto; tem um grande potencial para ser utilizado na terceira fase do trabalho de parto nos países em desenvolvimento.

O tratamento da HPP grave com misoprostol em ambiente hospitalar foi estudado no Egito e os investigadores descobriram que 16 das 18 doentes recrutadas (88,2%) responderam prontamente ao misoprostol; a hemorragia parou entre 30 segundos e 3 minutos (média = 1,4 minutos) (Abdel-Aleem *et al*, 2001). Duas pacientes não responderam e foram submetidas a histerectomia subtotal. Concluíram que o misoprostol rectal é uma linha de tratamento eficaz em casos de HPP atónica refractária a outros fármacos uterotónicos, particularmente quando outras prostaglandinas não estão disponíveis ou não são acessíveis.

Numa comparação controlada e aleatória entre o misoprostol administrado por via oral e o tratamento padrão no University College Hospital, em Londres, El-Refaey *et al* (2000) concluíram que o misoprostol oral para a prevenção da HPP era comparável aos ocitócicos padrão. Muitos efeitos secundários foram menos comuns com o misoprostol, mas os tremores e a pirexia foram mais comuns.

Em Hong Kong, um estudo prospetivo, multicêntrico, aleatório, controlado, simples-cego, envolvendo 2058 participantes, mostrou que o misoprostol oral pode ser utilizado como alternativa à sintometrina im na gestão da terceira fase do trabalho de parto, especialmente em situações em que a sintometrina está contra-indicada ou em que o armazenamento e a administração parentérica de ocitócicos são problemas potenciais (Ng *et al*, 2001).

2.8 Garantia de qualidade dos medicamentos

A garantia de qualidade abrange todas as actividades destinadas a assegurar que o doente recebe um produto que cumpre as especificações e normas de qualidade, segurança e eficácia estabelecidas (OMS, 2001). Diz respeito tanto à qualidade dos próprios produtos como a tudo o que possa afetar a qualidade, incluindo a informação fornecida com o produto. A garantia de qualidade engloba tanto a autorização de medicamentos como os testes de controlo de qualidade e visa assegurar que o produto mantém a sua qualidade ao longo das várias fases da cadeia de abastecimento. Para aplicar o controlo de qualidade aos produtos farmacêuticos, são necessários alguns critérios estabelecidos - o teste e os limites devem ser definidos.

2.8.1 Padrão de qualidade dos comprimidos

Os comprimidos fabricados são submetidos a testes de controlo de qualidade para verificar a conformidade com as normas. A série de testes inclui o teste de dureza (também chamado de força de esmagamento), espessura dos comprimidos, uniformidade de peso, uniformidade de conteúdo, teste de friabilidade, tempo de desintegração e taxa de dissolução e teste de desconstrução do comprimido. A USP (2000) apresentou um relatório sobre estes parâmetros supramencionados:

2.8.1.1 Dureza dos comprimidos

No passado, uma regra geral descrevia uma pastilha como tendo a dureza adequada se fosse suficientemente firme e fizesse um estalido agudo quando era segurada entre o segundo e o terceiro dedos e utilizando o polegar como ponto de apoio, mas não se partisse quando caía no chão. A resistência do comprimido a lascar, abrasão ou quebra em condições de armazenamento, transporte e manuseamento antes da utilização depende da sua dureza. Para efeitos de controlo, foram feitas várias tentativas para determinar o grau de dureza. Se o comprimido for demasiado duro, pode não se desintegrar no período de tempo necessário, se for demasiado mole, não resistirá ao manuseamento durante a embalagem.

Em 1930, Mosanto introduziu um pequeno medidor de dureza portátil. Mede a força necessária para partir o comprimido, a força gerada pela mola em espiral é aplicada diametralmente ao comprimido e a força é medida em quilogramas-força. Para um comprimido aceitável, a força é normalmente de 4-7 kg.

O aparelho de teste de dureza Strong-Cobb foi criado em 1950 e também mede a força aplicada diametralmente necessária para partir o comprimido. O aparelho de teste de dureza da Pfizer funciona segundo os mesmos princípios mecânicos que um alicate vulgar. A força necessária para partir o comprimido é registada num mostrador e pode ser expressa em quilogramas de força. A força de esmagamento é medida ao longo do ciclo de produção para detetar qualquer necessidade de ajuste da pressão.

2.8.1.2 Peso do comprimido

O peso de um comprimido é a quantidade de granulado que contém a substância ativa indicada no rótulo. Para o efeito, pesam-se 20 comprimidos individualmente e calcula-se o peso médio. Não mais de dois comprimidos devem desviar-se do peso médio mais do que a percentagem de desvio indicada abaixo e nenhum se deve desviar mais do dobro dessa percentagem.

Peso médio	Percentagem de desvio autorizada
130 mg ou menos	± 10%
>130-324 mg	± 7.5%
< 324 mg	± 5%

2.8.1.3 Uniformidade de conteúdo

A uniformidade do conteúdo destina-se a garantir que cada comprimido contém a quantidade de ingrediente farmacêutico ativo pretendida com pouca variação. A especificação oficial para comprimidos não revestidos é de 85 - 115%.

2.8.1.4 Desintegração do comprimido

É geralmente aceite que o ensaio de desintegração de comprimidos in vitro não tem necessariamente uma relação com a ação in vivo de uma forma de dosagem sólida. No entanto, para ser absorvido, um fármaco deve estar em solução e o ensaio de desintegração é apenas uma medida do tempo necessário, em determinadas condições, para que um grupo de comprimidos se desintegre em partículas. Independentemente da falta de uma relação direta com a ação in vivo do comprimido, o teste fornece meios de controlo para garantir que uma determinada formulação de comprimido é a mesma no que diz respeito à desintegração de um lote de produção para outro.

O aparelho é relativamente simples. É constituído por um cesto com seis tubos de plástico abertos em cima e em baixo. O fundo é coberto com uma rede de 10 malhas. O suporte é imerso num líquido adequado a 37 ± 1°C. Move-se para cima e para baixo a uma velocidade especificada. Coloca-se um comprimido em cada tubo e anota-se o tempo que o comprimido demora a desintegrar-se e a cair através do crivo.

2.8.1.5 Teste de dissolução

Uma vez que a absorção do fármaco e a disponibilidade fisiológica dependem do facto de a substância estar dissolvida, as caraterísticas de dissolução adequadas são uma propriedade importante de um comprimido satisfatório. Tal como o ensaio de desintegração, o ensaio de dissolução destina-se a medir o tempo necessário para que uma determinada percentagem das substâncias medicamentosas presentes num comprimido entre em solução sob um conjunto específico de condições num ensaio in vitro. O seu objetivo é dar um passo em frente na avaliação da disponibilidade fisiológica das substâncias medicamentosas. Tal como o teste de desintegração, fornece um meio de controlo para garantir que uma determinada formulação de comprimidos é a mesma, no que diz respeito à dissolução, que o lote de comprimidos que inicialmente se mostrou clinicamente eficaz.

2.8.1.6 Desconstrução de tablets

Uma imagem química quase em infravermelho de um comprimido mostra a localização do ingrediente ativo, bem como de todos os excipientes. A imagem fornece uma compreensão clara da relação entre os componentes, ou seja, revela a extensão da mistura de ingredientes, distribuições de tamanho de partículas, aglomeração de partículas de componentes, a presença de polimorfos e traços de contaminantes. As informações químicas e físicas numa imagem química fornecem uma impressão digital das propriedades de produção do comprimido e, em última análise, do seu desempenho.

2.8.1.7 Variação de peso e friabilidade

A manutenção do peso do comprimido num intervalo mais pequeno contribuirá para uma boa dureza e friabilidade do comprimido. A variação de peso pode ocorrer como resultado de factores como o tamanho e a distribuição das partículas, a densidade, a fluidez e a configuração da prensa. O teste de friabilidade é efectuado tombando as pastilhas para ver até que ponto resistem à ação de tombamento, que replica situações típicas de manuseamento. Este teste é efectuado para garantir que o comprimido não se fracturará ou partirá. Demasiada friabilidade significa que o comprimido se parte ou fratura do resto do comprimido. O peso do comprimido é uma chave importante no controlo da dureza e da friabilidade.

2.8.2 Ensaio de produtos farmacêuticos

A cromatografia líquida de alta eficiência (HPLC) é amplamente utilizada para a avaliação quantitativa e qualitativa de produtos farmacêuticos. Essencialmente, o método envolve a passagem de uma amostra líquida ou sólida dissolvida em líquido através de uma coluna onde ocorre a distribuição entre as duas fases. Com base no coeficiente de partição, estes emergem da coluna numa ordem definida e passam para um detetor. O detetor mede algumas propriedades específicas de cada um dos componentes, que são amplificadas e introduzidas num registador. O registador, movendo-se a uma velocidade constante, traça uma altura de pico em função do tempo, correspondendo cada pico a um componente individual.

CAPÍTULO 3 MATERIAIS E MÉTODO DE ESTUDO

3.1 Materiais

3.1.1 Mil embalagens de comprimidos de misoprostol (1.000 x 3 ' x 200 μg)

- Apresentação: Comprimidos brancos, não revestidos e não marcados
- Fabricantes: Emzor Pharmaceutical Industries Limited, Isolo, Lagos
- Fonte: Representante médico da Emzor, Maiduguri
- Número do lote: 420802011
- Data de fabrico: janeiro/2008
- Data de expiração: janeiro/2010.
- Número de registo NAFDAC: 04-8220

3.1.2 Dez embalagens de Oxitocina Injetável (10 x 100 x 10 UI) (LABTOCIN)®

- Apresentação: ampolas de 1 ml, de cor âmbar.
- Fabricantes: LABORATE Pharm (Índia).
- Fonte: GABKEN Pharmacy Maiduguri.
- Número de licença do fabricante: 220B (H).
- Número de lote: 70A-91
- Data de fabrico: julho/2007
- Data de expiração: junho/2010
- Número de registo NAFDAC: 04-4417

3.1.3 Pratos de rim pré-calibrados x 6

3.1.4 Formulários de consentimento informado e pró-forma. (Apêndices I e II).

3.1.5 Balança digital Kern

3.1.6 Máquina Frabilator Erweka

3.1.7 Testador de dureza Erweka

3.1.8 Máquina de desintegração (BP)

3.1.9 Máquina de dissolução

3.1.10Frascos volumétricos

3.1.11Solução de etanol a 96

3.1.12Acetonitrilo

3.1.13Sonicador

3.1.14Espectrofotómetro de infravermelhos

3.1.15Máquina de Cromatografia Líquida de Alto Desempenho

3.1.16Assistentes de investigação:

Participaram no estudo parteiras, médicos internos, médicos residentes, farmacêuticos internos e estudantes de farmácia.

3.2 Conceção do estudo in-vitro

3.2.1 Avaliação dos comprimidos de misoprostol

3.2.1.1 Seleção aleatória de amostras de medicamentos para testes de controlo de qualidade

Quarenta embalagens de comprimidos de misoprostol foram selecionadas aleatoriamente, escolhendo a primeira embalagem do recipiente de misoprostol, seguida de cada 26th embalagens [ie1000/(40-1)]. Do mesmo modo, as dez embalagens de oxitocina foram dispostas numa prateleira de medicamentos e foram selecionadas aleatoriamente vinte ampolas, de modo a que fossem selecionadas duas ampolas de cada uma das dez embalagens para estudos de controlo de qualidade.

3.2.1.2 Testes físico-químicos

Foram efectuados os seguintes testes para verificar a qualidade dos comprimidos de misoprostol utilizados: teste de friabilidade, teste de uniformidade de peso, teste de resistência à trituração, teste da taxa de desintegração e teste da taxa de dissolução.

Teste de uniformidade de peso: Dez lotes de comprimidos de misoprostol foram retirados da

stock de misoprostol para a investigação, de modo a que cada lote contenha 10 comprimidos. Cada comprimido

de um lote foi pesada individualmente com uma balança digital Kern. O peso médio e o desvio percentual da média foram calculados para cada lote selecionado.

Teste de resistência ao esmagamento: Dez lotes de comprimidos de misoprostol foram extraídos de

o stock de misoprostol para a investigação, de modo a que cada lote contivesse 10 comprimidos. A força de esmagamento de cada comprimido (KgF) foi determinada usando o provador de dureza Erweka e a média da força de esmagamento por lote foi calculada.

Teste de friabilidade: Dez lotes de comprimidos de misoprostol foram extraídos do

O lote de misoprostol para a investigação, de modo a que cada lote contivesse 12 comprimidos. Cada lote foi pesado e introduzido numa câmara de friabilização Erweka regulada para 25 rotações por minuto durante 4 minutos. Os comprimidos de cada lote foram espanados e o seu peso coletivo foi novamente medido. A diferença entre as duas leituras de peso foi calculada e expressa como a percentagem de friabilidade.

Teste da taxa de desintegração: Foi selecionado aleatoriamente outro conjunto de dez lotes - cada um contendo seis comprimidos de misoprostol. Cada comprimido foi introduzido num dos seis tubos de uma máquina de desintegração (BP) e ligado para funcionar em água destilada regulada a 37 ± 0,1°C. Foi registado o tempo necessário para que cada comprimido se partisse e passasse através de um crivo de 10 malhas. O tempo médio de desintegração foi então determinado para cada lote.

Teste da taxa de dissolução: O teste foi efectuado utilizando o aparelho de taxa de dissolução especificado pela USP (2000) (Erweka DT 700) e o meio de dissolução HCl 0,1 N à temperatura de 37 ± 0,5 °C. Um comprimido de misoprostol de cada um dos dez lotes afogados foi colocado num cesto e depois imerso em 900 ml do meio de dissolução. A máquina foi regulada para 100 rotações por minuto e o pêndulo foi baixado para o meio de dissolução. Foram retiradas alíquotas de 10 ml e filtradas a intervalos de 5 minutos, desde o tempo 0 até ao minuto 60th . De cada vez, o volume de amostra retirado foi substituído por alíquotas frescas do meio de dissolução. A absorvância de cada amostra foi registada a um comprimento de onda de 203 nm, que foi o comprimento de onda de absorvância máxima. No entanto, foi simultaneamente registada outra absorvância a um comprimento de onda de 210 nm, que é o comprimento de onda de absorção máxima especificado pela USP. A concentração equivalente de cada amostra em cada intervalo de tempo foi determinada por meio de uma curva de calibração padrão.

3.2.1.3 Ensaio

Preparação das soluções padrão:

O equivalente a dez miligramas (10 mg) do misoprostol padrão foi pesado com exatidão e transferido para um balão volumétrico de 100 ml (balão A). Foram adicionados cinquenta mililitros (50 ml) de acetonitrilo e a mistura foi colocada em ultra-sons durante 10 minutos para uma dissolução completa. Em seguida, deixou-se a solução equilibrar e completou-se o volume até à marca de 100 ml com o mesmo solvente. Pipetaram-se dez mililitros (10 ml) desta solução-mãe e introduziram-se noutro balão volumétrico de 100 ml (balão B), que foi completado até à marca de 100 ml com o solvente. Obteve-se assim uma solução de concentração conhecida de 0,01 mg/ml.

A partir de uma solução-mãe (frasco A), foram preparadas três soluções de concentração conhecida de 0,02 mg/ml, 0,03 mg/ml e 0,04 mg/ml, utilizando as seguintes quantidades da solução-mãe: 20 ml, 30 ml e 40 ml, respetivamente. [(0,02x100 /0,1 = 20 ml) (0,03x100 /0,1 =30 ml) (0,04x100 /0,1 = 40 ml)]. Mediu-se a absorvância destas quatro concentrações a 200 nm de comprimento de onda (λ max nm).

Preparação de soluções do objeto de ensaio e medição da absorvância:

Uma amostra de dez miligramas (10 mg) de misoprostol, equivalente a cinquenta comprimidos de 200 µg cada, foi triturada e pesada com exatidão num balão volumétrico de 100 ml (balão A1). Adicionaram-se cinquenta mililitros (50 ml) de acetonitrilo e a mistura foi colocada em ultra-sons durante 10 minutos para assegurar a dissolução completa. A solução foi então deixada em equilíbrio e completada até à marca de 100 ml com o mesmo solvente.

Pipetaram-se ainda dez mililitros (10 ml) desta solução-mãe e introduziram-se num outro balão volumétrico de 100 ml (balão B1), que foi completado até à marca de 100 ml. Obteve-se assim uma solução cuja concentração prevista é de 0,01 mg/ml (10 mg/100 ml x 10 ml/100 ml = 0,01 mg). A absorvância desta solução preparada, medida a 200 nm de comprimento de onda, foi de 0,774 (o que significa que a concentração efectiva ou real da amostra de ensaio deu uma absorvância = 0,774). O mesmo procedimento foi repetido com as outras nove amostras.

Cálculo da concentração percentual:

Concentração esperada = 10mg/100ml x 10ml/100ml = 0,01 mg.

Absorvância U.V. real do espetro = 0,774

Valor de A (1 %, 1cm) a 0,01 mg/ml (padrão) = 798 nm

Concentração real = 0,774/798 x g/100ml

= 0,009699 mg/ml

Conteúdo percentual = real/previsto x 100

= 0.009699/0.01 x 100

= 96.9 %

Calibração do espetrofotómetro

O espetrofotómetro foi verificado, localizando os seguintes elementos: interrutor de alimentação, ajuste do zero, ajuste fino, ajuste grosseiro, câmara de amostragem, ajuste do comprimento de onda e dispositivo de leitura. Procedeu-se a uma calibração adequada do comprimento de onda e ajustou-se, sempre que necessário, o comprimento de onda, o zero (corrente escura) e a transmitância a 100% (absorvância zero) do espetrofotómetro.

3.2.2 Avaliação da qualidade da injeção de ocitocina

3.2.2.1 Ensaio de oxitocina

As diferentes marcas de injecções de oxitocina, recolhidas aleatoriamente na metrópole de Maiduguri, foram analisadas por HPLC. Utilizou-se uma solução tamponada de fosfato de sódio monobásico 0,1 M como fase móvel A, enquanto a fase móvel B consistia numa mistura de acetonitrilo e água, que foi filtrada e desgaseificada:

O clorobutanol (5,0 g) foi dissolvido numa mistura de ácido acético glacial (5,0 ml), álcool (5,0 ml), acetato de sódio (1,1 g) e 1000 ml de água.

Preparação da solução padrão de oxitocina:

Todo o conteúdo de um frasco de ocitocina USP RS foi esvaziado num diluente de 98 ml.

Preparação do ensaio:

Seis marcas de injecções de oxitocina foram adquiridas no mercado livre de medicamentos na metrópole de Maiduguri. Foram selecionadas aleatoriamente três ampolas de cada marca. Todo o conteúdo de cada ampola (10 iu / 2 ml) foi dissolvido em diluentes para obter uma solução contendo 10 unidades de oxitocina por ml.

Condições cromatográficas: A HPLC foi regulada nas seguintes condições cromatográficas: Comprimento de onda = 220 nm; caudal = 1,5 ml/min.; fases móveis = 70 % fase móvel A: 30 % fase móvel B.

Procedimento:

Três volumes iguais de soluções das amostras (cerca de 100 ml) foram injectados separadamente numa coluna da máquina de HPLC, tendo sido registados os cromatogramas das duas amostras e do padrão. A potência da ocitocina foi calculada por comparação direta da amostra e do padrão, utilizando a fórmula: Potência percentual = (área do pico da amostra/área do pico do padrão) x 100.

Ou Conteúdo percentual = (Conteúdo percentual/100) x conteúdo declarado

3.2.3 Boas práticas de laboratório

Todos os procedimentos realizados neste estudo foram orientados pelos princípios de Boas Práticas de Laboratório sobre recursos, caraterização, regras, resultados e garantias de qualidade da Organização para a Cooperação e Desenvolvimento Económico (OCDE) de 1989.

3.3 Conceção do estudo in vivo

O estudo foi prospetivo, aleatório, comparativo e multicêntrico, tendo sido iniciado em setembro de 2007 e concluído em março de 2009.

3.3.1 População e locais de estudo

O estudo foi efectuado em três instituições de saúde na área metropolitana de Maiduguri, no estado de Borno. Foram elas: o Hospital Universitário de Maiduguri (UMTH), o Hospital Especializado de Maiduguri e o Centro de Saúde Materno-Infantil de Yerwa. O estudo foi concluído com uma amostra total de 1865 participantes que deram o seu consentimento oral (alguns por escrito).

No entanto, 46 dos questionários administrados foram invalidados, deixando um total de 1819 questionários válidos (912 para a ocitocina e 907 para o misoprostol). Os dados foram ainda reduzidos para 1800 através de um processo de aleatorização por computador, de modo a obter uma população de estudo igual nos dois grupos de medicação: grupo da ocitocina (900 indivíduos) e grupo do misoprostol (900 indivíduos).

O estado de Borno situa-se entre as latitudes 11° e 15° e as longitudes 10° e 25° N e, com uma área de 69 436 km2, é considerado o maior estado da federação em termos de massa terrestre. O Estado está localizado no canto nordeste da Nigéria, ocupando a maior parte da bacia do Chade e faz fronteira com a República do Níger a norte, o Chade a nordeste e os Camarões a leste. No interior do país, os seus vizinhos são o estado de Adamawa a sul, o estado de Yobe a oeste e Gombe a sudoeste. Segundo o recenseamento de 2006, o Estado de Borno tem uma população de 4 151 193 pessoas, das quais 2 161 157 homens e 1 990 036 mulheres (Jornal Oficial da República Federal da Nigéria, 2007).

O estado de Borno tem um clima quente e seco durante a maior parte do ano, com uma curta estação chuvosa de junho a setembro na parte norte e de maio a outubro na parte sul do estado. O Estado tem duas grandes zonas de vegetação: A savana do Sahel, no norte, com uma forte invasão do deserto, e a savana do Sudão, no sul, que consiste numa vegetação arbustiva intercalada com bosques de árvores altas. O Estado de Borno tem uma composição étnica pluralista, com cerca de 30 línguas autónomas. As principais tribos são os Kanuri no norte e os Bura / Babur, Marghi e Gwoza no sul (Chama *et al*, 2006).

A cidade de Maiduguri, também carinhosamente chamada Yerwa pelos habitantes locais, é a capital e a maior cidade do Estado. Situa-se ao longo do rio sazonal Ngadda, que desaparece nos pântanos *de Firki* nas áreas em redor do Lago Chade (Enciclopédia Britânica, 2007). A cidade foi fundada em 1907 como um posto militar avançado pelos britânicos. A região foi o lar do Império Kanem-Bornu durante séculos. Maiduguri é, de facto, constituída por duas cidades: Yerwa, a oeste, e Old Maiduguri, a leste. Foi a Old Maiduguri que foi escolhida pelos britânicos como quartel-general militar, enquanto Yerwa foi selecionada aproximadamente na mesma altura por Shehu Bukar Garbai para substituir Kukawa como a nova capital tradicional do povo Kanuri (Encyclopedia Britannica, 2007).

Estima-se que Maiduguri tenha uma população de 1.197.497 habitantes em 2009, a partir de 2007

(The World Gazetteer, 2007). Os seus residentes são maioritariamente muçulmanos e consistem em Kanuri, árabes (Shuwa), Bura, Fulfulde e outros grupos étnicos mais pequenos. Existe também uma população cristã considerável. Maiduguri alberga dois mercados, um museu e é servida pelo Aeroporto Internacional de Maiduguri. Maiduguri tem uma das universidades e hospitais mais bem equipados da Nigéria, a Universidade de Maiduguri. A cidade é um importante centro industrial que se dedica à transformação de alimentos e à produção de alumínio, aço, amianto e cimento. Os artigos de couro feitos com as peles de crocodilos capturados no Lago Chade são um dos principais produtos da cidade. O amendoim, o algodão e os couros e peles produzidos na região são exportados (American Heritage University, 2011).

A UMTH é uma instituição de cuidados de saúde terciários situada na metrópole de Maiduguri, a capital do Estado de Borno. Abrange uma área de cerca de 160.095 acres. O Hospital Universitário foi criado em 1982, quando o Governo Militar Federal da Nigéria decidiu criar um hospital universitário em cada um dos 12 estados do país, no âmbito do seu Plano de Desenvolvimento Nacional 4th . Em 1986, o Hospital foi designado Centro Médico de Excelência em Imunologia e Doenças Infecciosas e funciona como o último centro de referência em toda a região nordeste do país. Também recebe referências de alguns países vizinhos. O Hospital Especializado do Estado (atualmente Prof.

Umaru Shehu Hospital), é uma instituição de cuidados de saúde secundários que oferece serviços especializados e de cuidados de saúde primários. O centro de saúde materno-infantil de Yerwa é uma unidade de cuidados de saúde primários situada no centro de Maiduguri.

3.3.2 Tamanho da amostra

A dimensão da população do estudo proposto foi obtida utilizando a fórmula de Taylors (Mairiga *et al*, 2008):

$$n = z^2pq / d^2$$

Onde;

n = Dimensão mínima da amostra necessária para o estudo (quando a população é superior a 10 000)

z = Desvio normal padrão, geralmente fixado no nível de confiança de 1,96, que corresponde a um intervalo de confiança de 95%

p = Proporção da população-alvo que se estima apresentar HPP. Uma vez que não foi encontrada uma prevalência exacta na pesquisa bibliográfica, assumiu-se que a prevalência era de 50%. Com base nisto, estimou-se a dimensão mínima da amostra necessária para o estudo.

q = 1,0 -p

d = Grau de exatidão pretendido (margem de erro de aceitação) normalmente fixado em 0,05 com um nível de confiança de 95%

Por conseguinte, $n = z^2 p (1-p) / d^2$

$$\text{Substituting } n = \frac{(1.96)^2 \times 0.5 \times (1-0.5)}{(0.05)^2} = 0.09604/0.0025 = 384.2$$

Para permitir uma taxa de desgaste de 20%;

n = 384.2/0.8 = 480.25

Por conseguinte, o número mínimo de doentes necessário para o estudo foi de 480 por grupo.

3.3.3 Critérios de inclusão e exclusão

3.3.3.1 Os critérios de inclusão utilizados:

- Parto vaginal espontâneo sem complicações e sem cesariana prévia;
- Hemorragia pós-parto devido a suspeita de atonia uterina.

3.3.3.2 Os critérios de exclusão utilizados no estudo foram:

- Alergia conhecida a qualquer um dos medicamentos testados ou outras contra-indicações a qualquer um deles;
- Cesariana para o parto atual;
- Histórico de condições de alto risco, como diabetes, má apresentação, retenção de placenta ou inversão do útero;
- Mais de seis nascimentos (ou seja, na sétima gravidez ou mais);
- Anemia;
- Hemorragia pré-parto;
- Gravidez múltipla;
- Complicações intraparto anteriores;
- Placenta prévia;
- Morte intra-uterina;
- Idade gestacional < 22 semanas;
- História de hemorragia pós-parto;

- Hemorragia devida a laceração vaginal, laceração cervical, rutura uterina, inversão uterina e retenção da placenta;

- Presença de náuseas e vómitos graves.

3.3.4 Randomização de ocitocina intravenosa e comprimidos orais de misoprostol

As prescrições dos dois medicamentos uterotónicos foram escritas separadamente em pequenas folhas de prescrição (900 para injeção de ocitocina 10 UI e 900 para comprimidos de misoprostol 600 μg). Foram selecionados 50 pedaços destas folhas de prescrição de cada um dos dois grupos e colocados num recipiente (caixa de dados). Depois de cortadas em cubos, as prescrições foram distribuídas aleatoriamente pelos doentes que deram o seu consentimento.

3.3.5 Administração de ocitocina intravenosa e comprimidos orais de misoprostol

As parturientes foram distribuídas aleatoriamente por dois grupos de medicação: oxitocina intravenosa e misoprostol oral em comprimidos. Às mulheres alocadas ao grupo da ocitocina intravenosa foram administradas 10 UI através da rede venosa dorsal da mão no parto do ombro anterior. No grupo do misoprostol oral, foram administrados 600 μg (3 x 200μg) comprimidos nos três minutos seguintes ao parto, se não houvesse náuseas e vómitos. A administração foi sempre seguida de uma massagem suave do útero para assegurar a contração.

3.3.6 Recolha de dados e medição de resultados

Os dados biográficos das participantes que deram o seu consentimento foram obtidos nas suas pastas clínicas. Os dados especificamente registados incluíam a idade, a tribo, as habilitações literárias, a profissão, a data de inscrição nos cuidados pré-natais, o número de filhos e a data do último nascimento (quando aplicável) e a data prevista do parto (EDD), tal como calculada pelo obstetra responsável no momento da inscrição. As participantes foram classificadas como pré-termo ou pós-termo se a data do parto fosse inferior a duas semanas antes da data prevista para o parto ou a três semanas após a data prevista para o parto. Nos casos em que faltavam alguns destes dados, recorreu-se a uma entrevista oral.

Foram utilizadas placas renais pré-calibradas de vários tamanhos (100 - 1500 ml) para recolher qualquer perda de sangue após o parto dos bebés. Cada paciente foi ainda observada durante um período de 24 horas para detetar quaisquer outras perdas de sangue e quaisquer efeitos adversos do fármaco administrado (ocitocina ou misoprostol). A entrevista oral e as notas clínicas foram utilizadas na monitorização dos eventos adversos. Os níveis de hemoglobina antes do parto e 24 horas após o parto foram registados. Foram registadas as medidas clínicas, como a prescrição de um agente ocitócico adicional, manipulações cirúrgicas, transfusão de sangue, etc., efectuadas por um médico. Todos os dados relevantes das medidas de saída foram registados prontamente.

A medida de resultado primário foi a perda total de sangue durante 24 horas em ml e aqueles ≥ 500 ml foram classificados como HPP (Sim), enquanto <500 ml foram HPP (Não).

As medidas de resultados secundários incluem:

- Nível de hemoglobina no termo e 24 horas após o parto;
- Necessidade de oxitócicos adicionais;
- Necessidade de transfusão de sangue e/ou intervenções cirúrgicas;
- Efeitos adversos dos diferentes regimes de dosagem de uterotónicos e;
- Aceitação pelos doentes das duas medidas preventivas.

Foi utilizado um formulário (Anexo 2) para registar os dados biográficos dos participantes e as medidas de resultados.

3.3.7 Análise de dados

Os dados foram analisados utilizando o pacote de software SPSS (SPSS versão 16, Chicago, IL, EUA). Os valores médios foram comparados utilizando métodos paramétricos e não paramétricos [teste t de Student para variáveis contínuas e teste do qui-quadrado $(\chi 2)$ para variáveis categóricas (proporcionais)]. O nível de significância foi fixado em $p < 0,05$ e $p < 0,001$. Alguns dos dados foram calculados para a diferença mínima significativa (LSD) post hoc utilizando a estatística "análise de variância" (ANOVA).

3.3.8 Boas práticas clínicas

Os princípios de Boas Práticas Clínicas, tal como revistos pelo Imperial College London, foram respeitados na realização deste trabalho de investigação.

3.3.9 Questões éticas

Foi solicitada a aprovação do Comité de Ética e Investigação da UMTH. Na clínica materno-infantil de Yerwa, a autorização foi concedida pelos administradores do hospital.

3.3.10Declaração de Conflito de Interesses

O investigador não teve qualquer conflito de interesses.

CAPÍTULO 4 RESULTADOS

4.1 Avaliação da qualidade das amostras de injeção de ocitocina

O quadro 4.1 mostra o resultado do teste de avaliação da qualidade efectuado nas várias marcas de injecções de ocitocina amostradas na metrópole de Maiduguri. Todas as marcas de injecções de ocitocina, exceto uma (marca F), falharam o teste.

4.2 Avaliação da qualidade dos comprimidos de misoprostol

Os dez lotes de comprimidos de misoprostol amostrados da marca de teste passaram todos nos testes de variação de peso, resistência à trituração e friabilidade, sugerindo assim uma boa resistência mecânica que suportaria os rigores do manuseamento. Do mesmo modo, todos passaram no teste do tempo de desintegração. O ensaio dos lotes indicou que o teor percentual de misoprostol (95,4 - 97,1 %) está dentro do limite permitido. O quadro 4.2 apresenta os pormenores.

4.3 Caraterísticas demográficas e maternas

Dos 1800 inquiridos, 1687 tinham as suas tribos claramente indicadas. A tribo mais dominante era a Kanuri, com 627 indivíduos (37,1 %), seguida da Hausa, com 257 (15,2 %). As tribos Bura e Mafa estavam representadas por 32 inquiridos cada (1,9%). A maioria (57,7%) dos participantes não tem qualquer tipo de educação formal ou informal e são principalmente donas de casa (90,9%). A faixa etária dos 20-24 anos constituía a maior parte (34,2 %) do grupo de estudo, seguida da faixa etária dos 25-29 anos (27,9 %) (Quadro 4.3a). A maioria (85,0 %) das participantes tinha tido um intervalo entre partos inadequado (menos de dois anos) e também cuidados pré-natais inadequados ou tardios (81,0 %). A maioria das participantes deu à luz a termo (cerca de 96,4%). Houve uma boa distribuição das participantes entre os três grupos de paridade, 1-2, 3-4 e 4-5, sendo a paridade 1 - 2 a mais elevada (49,3%) (Tabela 4.3b).

Quadro 4.1 Composição das marcas de injecções de ocitocina amostradas aleatoriamente na metrópole de Maiduguri

Amostras	Teor percentual (%)
USP Oxitocina RS (padrão)	100
A	54.55
B	58.31
C	81.00
D	78.21
E	73.16
F	95.75

Observações: Apenas a marca F passou no ensaio, pelo que foi utilizada no estudo comparativo.

Tabela 4.2 Teste de avaliação da qualidade de diferentes lotes de uma única marca de comprimidos de misoprostol obtidos da Emzor Pharmaceutical Limited na metrópole de Maiduguri, estado de Borno

BATCHES	ENSAIO DE VARIAÇÃO DE PESO		ESMAGAMENTO TESTE DE RESISTÊNCIA	ENSAIO DE FRIABILIDADE	TESTE DE DESINTEGRAÇÃO	ENSAIO DE DISSOLUÇÃO A 30th MINUTOS		ASSÉDIO	
	Peso médio (mg)	Desvio percentual (%)	Trituração média Força (KgF)	Friabilidade (%)	Tempo de desintegração (min) ± DP	Absorvância a λ201 nm no intervalo de 30th min.	Absorvância a λ210 nm no intervalo de 30th min.	Absorvância a 0,01 mg/ml,	Teor percentual (%)
A	200.1 ± 3.0	1.499	5.12 ± 0.04	0.089 ± 0.20	05.85 ± 0.50	0.262	0.177	0.774	96.5
B	200.6 ± 1.0	0.499	4.51 ± 0.01	0.013 ± 0.90	06.43 ± 0.15	0.235	0.121	0.769	95.9
C	200.9 ± 1.0	0.498	4.05 ± 0.00	0.010 ± 0.90	07.05 ± 1.80	0.229	0.121	0.770	96.0
D	195.6 ± 7.0	3.579	5.82 ± 0.84	0.192 ± 0.50	07.58 ± 1.17	0.219	0.134	0.768	95.8
E	198.4 ± 7.0	3.528	4.15 ± 0.00	0.121 ± 0.80	09.75 ± 1.17	0.247	0.198	0.779	97.1
F	201.5 ± 4.0	1.985	4.73 ± 0.64	0.166 ± 0.50	10.14 ± 0.33	0.211	0.189	0.771	96.1
G	204.9 ± 1.0	0.488	5.51 ± 0.59	0.251 ± 0.30	08.83 ± 2.17	0.294	1.169	0.769	95.8
H	203.0 ± 2.0	0.985	5.05 ± 0.10	0.196 ± 0.90	08.35 ± 2.51	0.298	0.194	0.768	95.8
I	198. ± 8.0	4.040	5.15 ± 0.02	0.213 ± 0.70	09.35 ± 1.34	0.295	0.199	0.765	95.4
J	202.7 ± 4.0	1.973	5.73 ± 0.74	0.201 ± 0.80	09.58 ± 1.50	0.279	0.159	0.772	96.3

Quando apropriado, os dados são apresentados como média ± DP.

Quadro 4.3a Caraterísticas demográficas e maternas da população em estudo

		Frequência	Percentagem (%)	Percentagem válida (%)	Acumulado Percentagem (%)
Tribos	Hausa	257	14.3	15.2	15.2
	Ibo	48	2.7	2.9	18.1
	Kanuri	627	34.8	37.1	55.2
	Shuwa	175	9.8	10.5	65.7
	Fulani	129	7.1	7.6	73.3
	Marigi	112	6.3	6.7	80.0
	Bura	32	1.8	1.9	81.9
	Babur	160	8.9	9.5	91.4
	Mafa	32	1.8	1.9	93.3
	Outros	115	6.3	6.7	100.0
	Subtotal	1687	93.8	100.0	
	Em falta	113	6.3		
	Total	1800	100.0		
Educação	Primário	49	2.7	3.1	3.1
	Secundário	145	8.0	9.3	12.4
	Terciário	193	10.7	12.4	24.7
	Alcorão	273	15.2	17.5	42.3
	Nenhum	899	50.0	57.7	100.0
	Subtotal	1559	86.6	100.0	
	Em falta	241	13.4		
	Total	1800	100.0		
Ocupação	Donas de casa	1607	89.3	90.9	90.9
	Funcionários públicos	111	6.3	6.4	97.3
	Trabalhador por conta própria	16	0.9	0.9	98.2
	Estudantes	33	1.8	1.8	100.0
	Subtotal	1768	98.2	100.0	
	Em falta	32	1.8		
	Total	1800	100.0		
Grupo etário	15-19	208	11.6	11.7	11.7
	20-24	610	33.9	34.2	45.9
	25-29	498	27.7	27.9	73.9
	30-34	337	18.8	18.9	92.8
	35-39	112	6.3	6.3	99.1
	40-44	17	0.9	0.9	100.0
	Subtotal	1784	99.1	100.0	
	Em falta	18	.9		
	Total	1800	100.0		

Quadro 4.3b Caraterísticas demográficas e maternas da população em estudo

		Frequência	Percentagem (%)	Percentagem válida (%)	Acumulado Percentagem (%)
Intervalo entre partos					
Inadequado		273	15.2	85.0	85.0
Adequado		49	2.7	15.0	100.0
Subtotal		322	17.9	100.0	
Em falta		1478	82.1		
Total		1800	100.0		
Pré-natal cuidados	Adequado	193	10.7	19.0	19.0
Inadequado		820	45.5	81.0	100.0
Subtotal		1013	56.3	100.0	
Em falta		787	43.8		
Total		1800	100.0		
Gestação	Pré-termo	16	0.9	24.0	25.0
Prazo de validade		51	2.8	76.0	100.0
Subtotal		67	3.6	100.0	
Termo/Msn		1733	96.4		
Total		1800	100.0		
Paridade	1 - 2	562	31.3	49.3	49.3
3 - 4		257	14.3	22.5	71.8
5 - 6		321	17.9	28.2	100.0
Subtotal		1141	63.4	100.0	
Em falta		659	36.6		
Total		1800	100.0		

4.4 a HPP e MBL em relação ao tipo de medicação

A Tabela 4.4a mostra a ocorrência relativa de HPP (perda de sangue $\geq$ 500 ml) entre os grupos de medicação com ocitocina (17,9%) e misoprostol (8,9%). Também mostra a média de perda sanguínea em cada grupo (388,04 ± 5,910 versus 327,68 ± 3,953 ml). A estatística inferencial (Qui-quadrado e teste t de Student) mostrou que existe uma diferença significativa entre os dois grupos de medicação.

4.4 b Queda do nível de hemoglobina após o parto

A Tabela 4.4b mostra que houve uma diferença estatisticamente significativa no nível médio de hemoglobina entre os dois grupos de medicação na 39th semana e nas 24 horas após o parto. A alteração média do nível de hemoglobina (da 39th semana às 24 horas após o parto) entre os dois grupos de medicação é significativamente mais elevada no grupo da ocitocina.

4.5 Necessidade de um agente uterotónico adicional

A necessidade de agentes ocitócicos adicionais nos dois grupos de medicação é apresentada na Tabela 4.5a. O grupo da ocitocina apresentou maior necessidade de ocitócico adicional. A diferença na necessidade entre os grupos foi estatisticamente significativa segundo a estatística do qui-quadrado de Pearson.

4.6 b Escolha de um agente uterotónico adicional

A escolha de agentes ocitócicos adicionais em resposta ao mau controlo da HPP é apresentada na Tabela 4.5b. A maioria (77,8 %) das doentes que receberam injeção de ocitocina teve de ser administrada com ocitocina adicional antes de se conseguir o controlo da HPP, enquanto que em 11,1 %, o controlo foi conseguido com misoprostol em comprimidos ou injeção de ergometrina. Em todas as doentes que tinham indicação para a utilização de ocitócico adicional no grupo do misoprostol, a ocitocina parentérica foi o fármaco preferido.

Tabela 4.4a Ocorrência de hemorragia pós-parto e perda média de sangue nos dois grupos de medicação de ocitocina intravenosa e misoprostol oral em comprimido.

Medicamentos Grupo	Ocorrência de hemorragia pós-parto (HPP) Número (%)			Sangue médio Perda (MBL) (ml)
	Não	Sim	Total	
i.v. Oxitocina	739 (82.1)	161 (17.9)	900 (100)	388.04 ± 5.91^{a}
p.o. Misoprostol	820 (91.1)	80 (8.9)	900 (100)	327.68 ± 3.95^{b}
Total	1559	241	1800	

P1 < 0,001; valor de p para ocorrência de HPP pela estatística do qui-quadrado.

p2 < 0,001; valor de p para MBL pela estatística do teste st de Student.

Note-se que as médias com sobrescrito não semelhante implicam uma diferença estatisticamente significativa.

Tabela 4.4b Valores médios de hemoglobina na 39ath semana e nas 24 horas após o nascimento nos dois grupos de medicação com ocitocina e misoprostol

Grupo de medicamentos	Não	Em 39th Semana (g / dL)	24h após o nascimento (g / dL)	Alteração média (g / dL)
Oxitocina	418	11.842 ± 0.0562	11.135 ± 0.0469	0.708 ± 0.03[a]
Misoprostol	530	11.997 ± 0.0386	11.449 ± 0.0373	0.549 ± 0.03[b]

$p < 0,001$; valor de p para a alteração média do nível de hemoglobina pela estatística do teste t de Student.

Note-se que as médias com sobrescrito não semelhante implicam uma diferença estatisticamente significativa.

Quadro 4.5a A necessidade de agentes ocitócicos adicionais em dois grupos de medicação de ocitocina intravenosa e misoprostol oral

Medicamentos Grupo	Necessidade de um agente ocitócico adicional Número (%)		Total
	Não (%)	Sim (%)	
Oxitocina	739 (83.9)	145 (16.4)	884 (100)
Misoprostol	868 (96.4)	32 (3.6)	900 (100)
Total	1607 (90.1)	177 (9.9)	1784 (100)

$p < 0,001$ para a necessidade de agente ocitócico adicional entre os grupos de medicação com ocitocina e misoprostol usando a estatística do qui-quadrado.

Quadro 4.5b Escolha do agente ocitócico adicional nos dois grupos de medicação de ocitocina intravenosa e misoprostol oral em comprimidos

Medicamentos Grupo	Escolha de agentes oxitócicos adicionais Número (%)			Total
	Oxitocina	Misoprostol	Ergometrina	
Oxitocina	112 (77.8)	16 (11.1)	16 (11.1)	144 (100)
Misoprostol	32 (100)	0 (0.0)	0 (0.0)	32 (100)
Total	144 (81.8)	16 (9.1)	16 (9,1)	176 (100)

$p < 0,013$ para a escolha do agente ocitócico adicional pela estatística do qui-quadrado.

* Num sujeito do grupo da ocitocina, não foi mencionada a droga ocitócica específica adicionada.

4.6 Necessidade de transfusão de sangue

A Tabela 4.6 mostra que nenhum dos pacientes de nenhum dos grupos de medicação tinha indicação de transfusão de sangue.

4.7 Perfil dos efeitos adversos dos dois medicamentos de teste

A Tabela 4.7 mostra os perfis de efeitos colaterais da ocitocina e do misoprostol. O grupo medicado com ocitocina apresentou mais dores abdominais (7,1 % versus 0,0 %; p < 0,001) e cefaléia (1,9 % versus 0,1 %; p < 0,001). Por outro lado, o grupo medicado com misoprostol apresentou mais tremores (33,9% versus 0,0%; p < 0,001) e febre (19,7% versus 1,8%; p < 0,001). Não se verificaram diferenças significativas noutros efeitos secundários, como náuseas e vómitos

4.8 Aceitação dos Enrôlées

A aceitabilidade das enrôlées pelas duas abordagens de tratamento é apresentada na Tabela 4.8. No grupo da medicação com ocitocina, 99,3% das pacientes expressaram satisfação com a estratégia, enquanto 98,3% no grupo do misoprostol também expressaram satisfação com o tratamento de dosagem oral. A diferença na aceitabilidade pelas pacientes entre as duas estratégias de tratamento não foi estatisticamente significativa (p > 0,05) pela estatística do Qui-quadrado.

4.9 a A influência da paridade na MBL e na PPH

A Tabela 4.9a mostra como a ocorrência de HPP varia com a paridade. Registaram-se ocorrências mais elevadas no grupo de paridade inferior de 1 a 2 (25,8% contra 12,5% e 15% nos grupos de paridade superior de 3-4 e 5-6, respetivamente). Do mesmo modo, a perda média de sangue foi mais elevada no grupo de paridade 1-2 (413,43 ± 8,66 ml).

Quadro 4.6 Necessidade de transfusão sanguínea nos dois grupos de medicação de ocitocina intravenosa e de misoprostol oral em comprimidos

Grupo de medicamentos	Necessidade de transfusão de sangue Número (%)		Total
	Não	Sim	
Oxitocina	884 (100)	0 (0.0)	884 (100)
Misoprostol	900 (100)	0 (0.0)	900 (100)
Total	1784 (100)	0 (0.0)	1784 (100)

Não são calculadas quaisquer medidas de associação porque a variável "sim" em cada tabela de 2 vias sobre a qual são calculadas as medidas de associação é uma constante.

Tabela 4.7 A frequência de alguns efeitos adversos nos dois grupos de medicação de mulheres administradas com ocitocina intravenosa e comprimido de misoprostol oral durante a terceira fase do trabalho de parto

Efeitos adversos	Ocorrência dos efeitos adversos Medicamentos Grupo	Número (%)			(Valor P)*
		Não	Sim	Total	
Náuseas	Oxitocina	883 (98.1)	17 (1.9)	900 (100)	> 0.05
	Misoprostol	884 (98.2)	16 (1.8)	900 (100)	
Vómitos	Oxitocina	867 (96.3)	33 (3.7)	900 (100)	> 0.05
	Misoprostol	867 (96.3)	33 (3.7)	900 (100)	
Dores abdominais	Oxitocina	836 (92.9)	64 (7.1)	900 (100)	< 0.001
	Misoprostol	900 (100)	0 (0.0)	900 (100)	
Tremores	Oxitocina	900 (100)	0 (0.0)	900 (100)	< 0.001
	Misoprostol	595 (66.1)	305 (33.9)	900 (100)	
Febre	Oxitocina	884 (98.2)	16 (1.8)	900 (100)	< 0.001
	Misoprostol	723 (80.3)	177 (19.7)	900 (100)	
Dor de cabeça	Oxitocina	883 (98.1)	17 (1.9)	900 (100)	< 0.001
	Misoprostol	899 (99.9)	1 (0.1)	900 (100)	

*Estatísticas do qui-quadrado

As inscritas nos grupos de medicação com ocitocina apresentaram maior preponderância de dores abdominais e cefaleias, enquanto as do grupo do misoprostol apresentaram maior febre e arrepios.

Tabela 4. 8Aceitabilidade pelos doentes da abordagem de gestão nos dois medicamentos grupos de ocitocina intravenosa e de misoprostol oral em comprimidos

Medicamentos Grupo	Aceitação dos doentes Número (%)		Total
	Não	Sim	
i.v. Oxitocina	6 (0.7)	799 (99.3)	805 (100)
p.o. Misoprostol	14 (1.7)	792 (98.3)	806 (100)
Total	20	1591	1611

p > 0,05 para a diferença na aceitabilidade da estratégia de medicação pela estatística do qui-quadrado.

Tabela 4.9a Ocorrência de hemorragia pós-parto e medida da perda média de sangue em diferentes grupos de paridade

Grupo paritário (nº de entregas)	Ocorrência de hemorragia pós-parto (HPP) Número (%)			Sangue médio Perda (MBL) (ml)
	Não	Sim	Total	
1 a 2	417 (74.2)	145(25.8)	562(100)	413.43 ± 8.66^{a}
3 a 4	225(87.5)	32(12.5)	257(100)	355.00 ± 8.83^{b}
5 a 6	273(85.0)	48(15.0)	321(100)	349.00 ± 7.64^{b}
Total	915	225	1140	

P1 < 0,001; valor de p para ocorrência de HPP nos diversos grupos de paridade pela estatística do qui-quadrado.

P2 < 0,001; valor de p para MBL nos vários grupos de paridade por estatística ANOVA.

As médias com sobrescrito não semelhante implicam uma diferença estatisticamente significativa; enquanto as médias com sobrescrito semelhante implicam uma diferença não significativa entre elas (análise múltipla post hoc T2 de Tamhane).

Verificou-se uma correlação negativa fraca (-0,119), estatisticamente significativa (p < 0,01), entre o aumento da paridade e a MBL (sendo a idade materna uma variável de controlo).

4.9 b A eficácia relativa da ocitocina e do misoprostol nos diferentes grupos de paridade

A Tabela 4.9b mostra a eficácia relativa da injeção de ocitocina e do comprimido de misoprostol nos diferentes grupos de paridade. No grupo de medicação com ocitocina, a prevenção da HPP foi menor no grupo de multíparas inferiores (1 a 2) (50,5%). Este valor aumenta com o grupo de paridade "3 a 4" (77,1%) até ao grupo de grande multípara "5 a 6" (85,8%). A diferença na ocorrência de HPP entre os grupos de paridade foi estatisticamente significativa (Poxy;1 < 0,001) pela estatística do Qui-quadrado. Isto foi apoiado por uma diferença estatisticamente significativa (poxy;2 < 0,001) no MBL. Da mesma forma, houve diferenças estatisticamente significativas na ocorrência de HPP (pmiso;1 < 0,001) e no MBL (pmiso;2 < 0,001), dentro do grupo de medicação com misoprostol. O misoprostol comprimido demonstrou melhor prevenção de HPP nos grupos de paridade "1 a 2" e "3 a 4" do que a ocitocina, enquanto a ocitocina foi maior no grupo de paridade "5 a 6".

4.10 a Relação do Intervalo entre Partos MBL e Incidências de HPP

O quadro 4.10a compara a ocorrência de HPP entre os indivíduos que tiveram um período de repouso "adequado" e os que tiveram um período de repouso "inadequado". A ocorrência neste último grupo (29,3 %) foi superior à do primeiro (2 %). Este facto foi ainda apoiado por um MBL mais elevado no grupo inadequado (295,29 ± 9,80 contra 283,33 ± 9,08 ml).

4.11 b A influência do intervalo entre partos na eficácia dos medicamentos

A Tabela 4.10b mostra como os dois medicamentos se comportaram nos dois grupos de período de repouso. O controlo da HPP tanto pela ocitocina como pelo misoprostol foi mais eficaz nas parturientes que tiveram intervalo entre partos adequado. Na categoria de intervalo entre partos inadequado, o misoprostol ofereceu maior prevenção da HPP (83,9 versus 38,8%), enquanto a injeção de ocitocina mostrou maior proteção contra a HPP (100 versus 93,8%) no grupo de intervalo entre partos adequado.

Tabela 4.9b Ocorrência de hemorragia pós-parto e medida da perda sanguínea média nos grupos de medicação com ocitocina e misoprostol em diferentes grupos de paridade

Grupo Parity	Ocorrência de hemorragia pós-parto (HPP) N.º (%)				Perda média de sangue (MBL) (ml)
	Medicamentos	Não	Sim	Total	
1 a 2	Oxitocina	97(50.5)	96(49.5)	193(100.0)	$553.33 \pm 16.81^{oxy;a}$
	Misoprostol	320(86.7)	49(13.3)	369(100.0)	$340,43 \pm 7,42miso^{;x}$
3 a 4	Oxitocina	111(77.1)	33(22.9)	144(100.0)	$400.00 \pm 14.27^{oxy;b}$
	Misoprostol	113(100.0)	0(0.0)	113(100.0)	$297,14 \pm 4,27miso^{;y}$
5 a 6	Oxitocina	193(85.8)	32(14.2)	225(100.0)	$362.86 \pm 10.04^{oxy;b}$
	Misoprostol	80(83.3)	16(16.7)	96(100.0)	$316,67 \pm 9,19miso^{;y}$
	Total	914	226	1137	

Poxy;1 < 0,001; valor de p no grupo medicado com ocitocina para ocorrência de HPP pela estatística do qui-quadrado.

pmiso;1 < 0,001; valor de p no grupo medicado com misoprostol para ocorrência de HPP pela estatística do qui-quadrado.

poxy;2 < 0,001; valor de p no grupo de medicação com ocitocina para MBL pela estatística ANOVA.

pmiso;2 < 0,001; valor de p no grupo de medicação com misoprostol para MBL por estatística ANOVA.

As médias com sobrescrito não semelhante implicam uma diferença estatisticamente significativa, enquanto as médias com sobrescrito semelhante implicam uma diferença não significativa entre elas (análise múltipla post hoc T2 de Tamhane).

Tabela 4.10a Risco relativo de HPP em dois grupos de intervalos de nascimento

Intervalo de nascimento (período de repouso) (anos)	Ocorrência de hemorragia pós-parto (HPP) N.º (%)			Perda média de sangue (MBL) (ml)
	Não	Sim	Total	
< 2 (Inadequado)	193 (70.7)	80 (29.3)	273(100.0)	295.29 ± 9.80[a]
≥2 (Adequado)	48 (98.0)	1 (2.0)	49(100.0)	283.33 ± 9.08[b]
Total	241	81	322	

Pi < 0,001; valor de p para ocorrência de HPP nos diferentes grupos de intervalo de nascimento pela estatística do qui-quadrado.

P2 < 0,001; valor de p para MBL nos vários grupos de intervalo de nascimento pela estatística do teste t de Student.

Médias com sobrescrito não semelhante implicam diferença estatisticamente significativa. A duração entre o último parto ou aborto e o parto atual é considerada inadequada se for < 2 anos, e adequada se for≥2 anos.

A diferença na ocorrência de HPP entre as duas categorias de intervalo entre partos no grupo medicado com ocitocina foi estatisticamente significativa (Poxy;1 < 0,001), enquanto que no grupo do misoprostol não foi significativa (pmiso;1 > 0,05). Esse achado foi apoiado pelo MBL correspondente.

4.12 a A influência da idade gestacional na HPP e no MBL

As ocorrências de HPP nas diferentes idades gestacionais das parturientes e também o seu MBL são apresentados na Tabela 4.11a. Todas as mulheres do grupo pré-termo (100%) apresentaram HPP e o seu MBL foi superior ao do grupo pós-termo (500,00 versus 370,00 ± 13,50 ml).

4.13 b A Influência da Idade Gestacional na Eficácia dos Medicamentos A eficácia relativa dos dois medicamentos nas diferentes idades gestacionais foi apresentada na Tabela 4.11b. No pós-termo e no termo, o misoprostol apresentou melhor controlo da HPP do que a ocitocina.

4.14 a A influência da idade materna na HPP e no MBL

A Tabela 4.12a mostra que houve um aumento na ocorrência de HPP com o aumento da idade das participantes, desde a faixa etária de 15-19 anos até a faixa etária de 25-29 anos, e a ocorrência em relação à faixa etária foi estatisticamente significativa ($p < 0,001$). Os valores de MBL apresentaram uma tendência irregular. Embora a variação do MBL em relação à categoria de idade tenha sido estatisticamente significativa ($p < 0,001$), a tendência não estava de acordo com o padrão de ocorrência de HPP.

Tabela 4.10b Ocorrência de hemorragia pós-parto e uma medida da perda média de sangue entre os grupos de intervalo entre partos (adequado e inadequado) nos dois grupos de medicação de injeção intravenosa de ocitocina e comprimido oral de misoprostol

Intervalo entre nascimentos (anos)	Grupo de medicamentos	Ocorrência de hemorragia pós-parto (HPP) Número (%)			Perda média de sangue (MBL) (ml)
		Não	Sim	Total	
< 2	Oxitocina	31 (38.8)	49 (61.2)	80 (100.0)	$484.00 \pm 24.40^{oxy;a}$
	Misoprostol	162 (83.9)	31 (16.1)	193 (100.0)	$358,33 \pm 8,13miso^{;x}$
>= 2	Oxitocina	33 (100)	0 (0.0)	33 (100.0)	$325.00 \pm 4.48^{oxy;b}$
	Misoprostol	15 (93.8)	1 (6.3)	16 (100.0)	$200,00 \pm 0,00miso^{;y}$
Total		241	81	322	

Poxy;1 < 0,001; valor de p no grupo de medicação com ocitocina pela estatística do Qui-quadrado. pmiso;1 > 0,05; valor de p no grupo de medicação com misoprostol pela estatística do Qui-quadrado poxy;2 < 0,001; valor de p no grupo de medicação com ocitocina pela estatística do teste t de Student. pmiso;2 < 0,05; valor de p no grupo de medicação com misoprostol pela estatística do teste t de Student. As médias com sobrescrito não semelhante implicam diferença estatisticamente significativa; enquanto as médias com sobrescrito semelhante implicam diferença não significativa entre elas. A duração entre um nascimento anterior/último ou aborto espontâneo e o nascimento atual é considerada inadequada se for < 2 anos, e adequada se for≥2 anos.

Tabela 4.11a Risco relativo de hemorragia pós-parto e uma medida da perda média de sangue entre grupos de idade gestacional (pré-termo, pós-termo e termo)

Grupo de idade gestacional	Ocorrência de hemorragia pós-parto (HPP) Número (%)			Perda média de sangue (MBL) (ml)
	Não	Sim	Total	
Pré-termo	0 (0.0)	16 (100.0)	16 (100)	500.00 ± 0.00[a]
Pós-termo	33 (64.7)	18 (35.3)	51 (100)	370.00 ± 13.50[b]
Prazo	1526 (88.1)	207 (11.9)	1732 (100)	
Total	1559	241	1800	

P1 < 0,001; valor de p para ocorrência de HPP nos diferentes grupos de intervalo de nascimento pela estatística do Qui-quadrado.

P2 < 0,001; valor de p para MBL nos vários grupos de intervalo de nascimento pela estatística do teste t de Student.

As médias com sobrescrito não semelhante implicam uma diferença estatisticamente significativa, ao passo que as médias com sobrescrito semelhante implicam uma diferença não significativa entre elas.

As puérperas que deram à luz antes de 21 dias ou mais antes da data prevista para o parto (EDD) foram consideradas pré-termo. Enquanto as que deram à luz 14 dias depois da data prevista para o parto foram agrupadas como parto pós-termo.

Tabela 4.11b Risco relativo de hemorragia pós-parto e uma medida da perda média de sangue entre grupos de idade gestacional (pré-termo, pós-termo e termo) nos dois grupos de medicação de injeção intravenosa de ocitocina e comprimido oral de misoprostol

Gestacional Grupo etário	Ocorrência de hemorragia pós-parto (HPP) Número (%) Medicamentos	Não	Sim	Total	Perda média de sangue (MBL) (ml)
Pré-termo	Oxitocina	0 (0.0)	0 (0.0)	0 (100.0)	Nulo
	Misoprostol	0 (0.0)	16 (100)	16 (100.0)	500.00 ± 0.00^{a}
Pós-termo	Oxitocina	16 (48.5)	18 (51.5)	33 (100.0)	410.00 ± 16.13
	Misoprostol	17 (94.4)	1 (5.6)	18 (100.0)	290.00 ± 0.00^{b}
Prazo	Oxitocina	723 (89.7)	143 (10.3)	866(100.0)	
	Misoprostol	803 (99.6)	63 (0.4)	806(100.0)	
Total	Total	1559	241	1800	

Chave:

Poxy;1 < 0,001; valor de p no grupo de medicação com ocitocina pela estatística do Qui-quadrado.

pmiso;1 > 0,01; valor de p no grupo de medicação com misoprostol por estatística de Qui-quadrado

poxy;2 < 0,001; valor de p no grupo medicado com ocitocina pela estatística do teste t de Student.

Pmiso;2 < 0,05; valor de p no grupo de medicação com misoprostol pela estatística do teste t de Student.

As médias com sobrescrito não semelhante implicam uma diferença estatisticamente significativa, ao passo que as médias com sobrescrito semelhante implicam uma diferença não significativa entre elas.

As puérperas que deram à luz antes de 21 dias ou mais antes da data prevista para o parto (EDD) foram consideradas pré-termo. Enquanto as que deram à luz 14 dias depois da data prevista para o parto foram agrupadas como parto pós-termo.

4.12 b A influência da idade materna nos medicamentos

A Tabela 4.12b mostra que o misoprostol em comprimidos teve um melhor controlo da HPP do que a injeção de ocitocina na faixa etária mais baixa, dos 25 aos 29 anos (87,2 versus 86,7% de prevenção). As ocorrências relativas de HPP noutros grupos etários não foram estudadas devido ao tamanho reduzido ou inexistente da amostra nos subgrupos de medicamentos. No entanto, houve uma diferença estatisticamente significativa na ocorrência de HPP entre os grupos etários em ambos os subgrupos de medicação ocitocina (poxy;1 < 0,001) e misoprostol (pmiso;1 < 0,001). Da mesma forma, o MBL entre os grupos etários diferiu significativamente (poxy;2 < 0,001; pmiso;2 < 0,001).

4.13 a A influência da afiliação tribal na PPH e na MBL

A Tabela 4.13a mostra diferenças estatisticamente significativas na ocorrência de HPP ($p < 0,001$) e na MBL ($p < 0,05$) entre os vários grupos tribais da população em estudo. Observou-se uma tendência uniforme tanto nas ocorrências de HPP como nos valores de MBL dentro das tribos, uma vez que a prevalência mais baixa de HPP (0,8%) ocorreu na tribo Fulani, que foi também a tribo com o MBL mais baixo (302,50 ml ± 2,202). A tribo Mafa registou a maior ocorrência de HPP (46,9%) e também a maior medida de MBL (585,00 ml ± 47,487).

4.14 b A influência da afiliação tribal na eficácia dos medicamentos

A Tabela 4.13b mostra a eficácia relativa da injeção de ocitocina e do misoprostol oral nos vários grupos tribais. A percentagem de prevenção de HPP por injeção de ocitocina foi superior à dos comprimidos de misoprostol nos principais grupos tribais de Kanuri (91,4 versus 89,0%), Hausa (88,2 versus 86,7%) e Babur (83,9 versus 70,8%). Por outro lado, a percentagem de prevenção por comprimidos de misoprostol é mais elevada em Shuwa (100 versus 61,3%) e Fulani (100 versus 96,9%).

Tabela 4.12a Risco relativo de hemorragia pós-parto e uma medida da perda média de sangue entre categorias de idade em mulheres inscritas

Grupo etário (anos)	Ocorrência de hemorragia pós-parto (HPP) Número (%)			Perda média de sangue (MBL) (ml)
	Não	Sim	Total	
15 - 19	193 (92.8)	15 (7.2)	208 (100)	392.31 ± 14.48
20 - 24	530 (86.9)	80 (13.1)	610 (100)	350.26 ± 5.83
25 - 29	402 (80.7)	96 (19.3)	498 (100)	362.58 ± 6.40
30 - 34	289 (85.8)	48 (14.2)	337 (100)	369.05 ± 9.18[a]
35 - 39	112 (100.0)	0 (0.0)	112 (100)	294.29 ± 3.98[b]
40 - 44	17 (100.0)	0 (0.0)	17 (100)	300.00 ± 0.00

P1 < 0,001; valor de p para ocorrência de HPP nos diferentes grupos de intervalo de nascimento pela estatística do qui-quadrado.

P2 < 0,001; valor de p para a diferença na MBL entre os grupos pela estatística ANOVA.

Médias com sobrescritos não semelhantes implicam diferenças estatisticamente significativas (análise múltipla post hoc T2 de Tamhane).

Verificou-se uma correlação positiva média (0,388), estatisticamente significativa (p < 0,001), entre a idade materna e a FCO (tendo como variáveis de controlo a paridade, o número de partos e os períodos de repouso).

Tabela 4.12b Risco relativo de hemorragia pós-parto e uma medida da perda média de sangue entre categorias de idade em mulheres que receberam injeção intravenosa de ocitocina e comprimido oral de misoprostol

Idade Grupo	Medicamentos Grupo	Ocorrência de hemorragia pós-parto (HPP) Número (%) Não	Sim	Perda média de sangue (MBL) (ml)
15 -19	Oxitocina	114 (89.1)	14 (10.9)	$457.50 \pm 21.64^{oxy;a}$
	Misoprostol	79 (98.8)	1 (1.2)	$288,00 \pm 1,10miso^{;x}$
20 - 24	Oxitocina	224 (87.2)	33 (12.8)	$348.13 \pm 6.80^{oxy;b}$
	Misoprostol	306 (86.7)	47 (13.3)	$351,82 \pm 8,78miso^{;y}$
25 - 29	Oxitocina	242 (79.3)	63 (21.7)	$379.47 \pm 9.56^{oxy;b}$
	Misoprostol	160 (82.9)	33 (17.1)	$325,83 \pm 6,26miso^{;y}$
30 - 34	Oxitocina	80 (62.5)	48 (37.5)	$463.75 \pm 20.39^{oxy;d}$
	Misoprostol	209 100.0)	0 (0.0)	$310,77 \pm 4,51miso^{;k}$
35 - 39	Oxitocina	64 (100.0)	0 (0.0)	$315.00 \pm 2.59^{oxy;e}$
	Misoprostol	48 (100.0)	0 (0.0)	$266,67 \pm 6,86miso^{;m}$
40 - 44	Oxitocina	Nulo	Nulo	Nulo
	Misoprostol	17 (100.0)	0 (0.0)	300.00 ± 0.00
Total	Oxitocina	724	158	
	Misoprostol	820	81	

poxy;1 < 0,001; valor de p no grupo medicado com ocitocina pela estatística do qui-quadrado.

pmiso;1 < 0,001; valor de p no grupo de medicação com misoprostol por estatística de qui-quadrado

poxy;2 < 0,001; valor de p para a diferença na MBL entre os grupos (no grupo de medicação com ocitocina) pela estatística ANOVA.

pmiso;2 < 0,001; valor de p para a diferença na MBL entre os grupos (no grupo de medicação com misoprostol) pela estatística ANOVA.

As médias com sobrescrito não semelhante implicam uma diferença estatisticamente significativa, enquanto as médias com sobrescrito semelhante implicam uma diferença não significativa entre elas (análise múltipla post hoc T2 de Tamhane).

Tabela 4.13a Risco relativo de hemorragia pós-parto e uma medida da perda média de sangue entre as tribos das participantes

Tribo	Ocorrência de hemorragia pós-parto (HPP) Número %			Perda média de sangue (MBL) (ml)
	Não	Sim	Total	
Mafa	17 (53.1)	15 (46.9)	32 (100)	585.00 ± 47.49
Outros	96 (83.5)	19 (16.5)	115 (100)	444.29 ± 22.02
Margi	95 (84.8)	17 (15.2)	112 (100)	401.43 ± 19.65
Hausa	225 (87.5)	32 (12.5)	257 (100)	388.13 ± 12.85
Shuwa	144 (82.3)	31 (18.1)	175 (100)	367.27 ± 11.40
Babur	128 (80.0)	32 (20.0)	160 (100)	345.00 ± 9.40
Igbo	33 (68.8)	15 (31.3)	48 (100)	333.33 ± 20.87
Kanuri	563 (89.8)	64 (10.2)	627 (100)	330.77 ± 4.10^{f,}
Bura	18 (56.3)	14 (43.7)	32 (100)	310.00 ± 1.79^{g}
Fulani	128 (99.2)	1 (0.8)	129 (100)	302.50 ± 2.20

P1 < 0,001; valor de p para a ocorrência de HPP nos vários grupos tribais por estatística de qui-quadrado. P2 < 0,05; valor de p para diferenças no MBL entre os vários grupos tribais pela estatística ANOVA.

Médias com sobrescritos não semelhantes implicam diferenças estatisticamente significativas (análise múltipla post hoc T2 de Tamhane).

Houve uma forte correlação positiva (0,617) que foi estatisticamente significativa (p < 0,001) entre afiliações tribais maternas e MBL (com paridade, número de partos, idade materna e períodos de descanso sendo variáveis controladas).

4.15 a A influência do grau de cuidados pré-natais na HPP e no MBL

A Tabela 4.14a mostra como a ocorrência de HPP varia consoante os dois níveis de cuidados pré-natais (ANC) (adequado e inadequado). thOs CPN inadequados, definidos como o início dos CPN formais após a 20ª semana (Mairiga, 2007), registaram uma maior ocorrência de HPP do que o grupo de CPN adequados (21,6 versus 16,6%). Embora a diferença na ocorrência de HPP entre os dois grupos não tenha sido estatisticamente significativa (p > 0,05), a diferença no MBL foi significativa (p < 0,001).

4.16 b A influência do grau de cuidados pré-natais na eficácia dos medicamentos

A eficácia relativa do comprimido de misoprostol e da injeção de ocitocina nas duas categorias de cuidados pré-natais (adequados e inadequados) é apresentada na Tabela 4.14b. O misoprostol apresentou maior prevenção de HPP na categoria "ANC inadequado" (92,9 versus 60,8%). Por outro lado, a ocitocina mostrou maior prevenção na categoria "ANC adequado" (100 versus 81,9%).

A diferença na ocorrência de HPP entre as categorias adequada e inadequada do grupo medicado com ocitocina não foi significativa pela estatística do Qui-quadrado ($p > 0,001$). Da mesma forma, a diferença de MBL não foi significativa ($p > 0,001$) pela estatística do teste t de student.

No grupo medicado com misoprostol, houve significativamente ($p < 0,001$) maior ocorrência de HPP na categoria "ANC adequada" (37,6%) do que na categoria "ANC inadequada" (7,1%). Isto foi apoiado por uma diferença significativa ($p < 0,001$) no MBL (325,45 ± 7,900 versus 330,36 ± 4,96 ml).

Tabela 4.13b Risco relativo de hemorragia pós-parto e uma medida da perda média de sangue entre as tribos de enrroladas nos dois grupos de medicação de injeção intravenosa de ocitocina e comprimido oral de misoprostol

Tribo	Medicamentos Grupo	Ocorrência de hemorragia pós-parto (HPP) Número (%)			Sangue médio Perda (MBL) (ml)
		Não	Sim	Total	
Hausa	Oxitocina	127 (88.2)	17 (11.8)	144 (100)	381.11 ± 16.92
	Misoprostol	98 (86.7)	15 (13.3)	113 (100)	397.14 ± 19.77
Igbo	Oxitocina	33 (68.8)	15 (31.3)	48 (100)	333.33 ± 20.87
	Misoprostol	Nulo	Nulo	Nulo	
Kanuri	Oxitocina	191 (91.4)	18 (8.6)	209 (100)	343.85 ± 5.65
	Misoprostol	372 (89.0)	46 (11.0)	418 (100)	324.23 ± 5.43
Shuwa	Oxitocina	49 (61.3)	31 (38.7)	80 (100)	460.00 ± 20.82
	Misoprostol	95 (100.0)	0 (0.0)	95 (100)	290.00 ± 1.02
Fulani	Oxitocina	31 (96.9)	1 (3.1)	32 (100)	335.00 ± 2.69
	Misoprostol	97 (100.0)	0 (0.0)	97 (100)	291.67 ± 1.72
Babur	Oxitocina	94 (83.9)	18 (16.1)	112 (100)	344.29 ± 10.12
	Misoprostol	34 (70.8)	14 (29.2)	48 (100)	346.67 ± 20.76
Total	Oxitocina	525	100	625	
	Misoprostol	696	75	771	

poxy;1 < 0,001; valor de p no grupo medicado com ocitocina pela estatística do qui-quadrado.

pmiso;1 < 0,001; valor de p no grupo de medicação com misoprostol por estatística de qui-quadrado

poxy;2 < 0,001; valor de p para MBL entre grupos (no grupo de medicação com ocitocina) pela estatística ANOVA.

pmiso;2 < 0,001 valor de p para MBL entre os grupos (no grupo de medicação com misoprostol) pela estatística ANOVA.

Quadro 4.14a Risco relativo de hemorragia pós-parto e uma medida da perda média de sangue entre duas categorias de cuidados pré-natais

Cuidados pré-natais	Ocorrência de hemorragia pós-parto (HPP) Número (%)			Perda média de sangue (MBL) (ml)
	Não	Sim	Total	
ANC adequado	161 (83.4)	32 (16.6)	193 (100)	325.00 ± 7.24[a]
ANC inadequado	643 (78.4)	177 (21.6)	820 (100)	390.39 ± 6.30[b]
Total	804 (79.4)	209 (20.6)	1013 (100)	

P1 > 0,05; valor de p para a ocorrência de HPP nos dois grupos de cuidados pré-natais pela estatística do qui-quadrado. P2 < 0,001; valor de p para MBL entre os dois grupos de cuidados pré-natais pela estatística do teste t de Student. Médias com sobrescritos não semelhantes implicam diferença estatisticamente significativa.

4.17 A Influência do Nível de Escolaridade na Ocorrência de HPP e LMC

A Tabela 4.15 mostra que houve um aumento significativo (p < 0,001) na ocorrência de HPP à medida que o nível educacional do participante aumenta do primário (0,0 %) para o secundário (12,4 %) e para o terciário (17,1 %). Esta tendência não foi apoiada pelo MBL.

4.18 A influência da profissão na HPP e na LMC

A Tabela 4.16 mostra que houve uma mudança significativa na ocorrência de HPP (P1 < 0,001) e nos valores de MBL (P1 < 0,0012) em relação à ocupação dos participantes. O menor número de ocorrências foi entre os estudantes (0,0 %), que também apresentaram o menor LMB (265,00 ± 24,191ml). A maior ocorrência de HPP foi registada entre os funcionários públicos (27,7%), o que foi apoiado pelo MBL mais elevado de 387,14 ± 18,680 ml.

4.19 Regressão logística

A Tabela 4.17 descreve a inter-relação de alguns factores demográficos e maternos, por um lado, e a ocorrência de HPP, por outro. Na matriz social das participantes, a filiação tribal, a idade materna e a paridade contribuem significativamente para a ocorrência de HPP.

Quadro 4.14b Risco relativo de hemorragia pós-parto e uma medida da perda média de sangue entre duas categorias de cuidados pré-natais nos dois grupos de medicamentos injeção intravenosa de ocitocina e comprimido oral de misoprostol

Cuidados pré-natais	Ocorrência de hemorragia pós-parto (HPP) Número (%)				Perda média de sangue (MBL) (ml)
	Medicamentos	Não	Sim	Total	
Adequado	Oxitocina	16 (100.0)	0 (0.0)	16 (100)	$320.00 \pm 0.00^{oxy;a}$
ANC	Misoprostol	145 (81.9)	32 (37.6)	177 (100)	$325,45 \pm 7,90miso^{;x}$
Inadequado	Oxitocina	225 (60.8)	145 (39.2)	370 (100)	$463.48 \pm 11.53^{oxy;a}$
ANC	Misoprostol	418 (92.9)	32 (7.1)	450 (100)	$330,36 \pm 4,96miso^{;x}$
Total	Oxitocina	241	145	386	
	Misoprostol	563	64	627	

Poxy;1 > 0,001; valor de p no grupo de medicação com ocitocina pela estatística do qui-quadrado. pmiso;1 < 0,001; valor de p no grupo de medicação com misoprostol pela estatística do qui-quadrado poxy;2 > 0,001; valor de p no grupo de medicação com ocitocina pela estatística do teste t de Student. pmiso;2 > 0,001; valor de p no grupo de medicação com misoprostol pela estatística do teste t de Student. Médias com sobrescrito semelhante implicam diferença não significativa entre elas.

Tabela 4.15 Risco relativo de hemorragia pós-parto e uma medida da perda média de sangue entre categorias de nível educacional das participantes

Educação Antecedentes	Ocorrência de hemorragia pós-parto (HPP) Número (%)			Perda média de sangue (MBL) (ml)
	Não	Sim	Total	
Primário	49 (100.0)	0 (0.0)	49 (100)	520.00 ± 28.91^{a}
Terciário	160 (82.9)	33 (17.1)	193 (100)	372.50 ± 12.33^{b}
Alcorão	223 (81.7)	50 (18.3)	273 (100)	$361.18 \pm 8.69^{b, c}$
Nenhum	803 (89.3)	96 (10.7)	899 (100)	351.07 ± 5.23^{c}
Secundário	127 (87.6)	18 (12.4)	145 (100)	308.89 ± 7.44^{d}
Total	1362	197	1559	

P1 < 0,001; valor de p para ocorrência de HPP nos diferentes grupos de intervalo de nascimento pela estatística do qui-quadrado.

P2 < 0,001; valor de p para MBL entre os grupos por estatística ANOVA.

As médias com sobrescrito não semelhante implicam uma diferença estatisticamente significativa, enquanto as médias com sobrescrito semelhante implicam que não existe diferença significativa entre elas (análise múltipla post hoc T2 de Tamhane).

Verificou-se uma correlação negativa fraca (-0,113), que não é estatisticamente significativa (p > 0,05), entre a MBL e a formação académica das participantes (com paridade, número de partos, idade materna, afiliações tribais e períodos de repouso como variáveis de controlo).

Tabela 4.16 Risco relativo de hemorragia pós-parto e uma medida da perda média de sangue entre várias ocupações das parturientes

Ocupação	Ocorrência de hemorragia pós-parto (HPP) Número (%)			Perda média de sangue (MBL) (ml)
	Não	Sim	Total	
Funcionários públicos	80 (72.3)	31 (27.7)	111 (100)	387.14 ± 18.68[a]
Trabalhador independente	16 (100.0)	0 (0.0)	16 (100)	350.00 ± 0.00[a;b]
Mulheres domésticas	1398 (87.0)	209 (13.0)	1607 (100)	338.70 ± 3.79[b]
Estudantes	33 (100.0)	0 (0.0)	33 (100)	265.00 ± 24.19[c]
Total	1527	240	1767	

Chave:

P1 < 0,001; valor de p para ocorrência de HPP nos diferentes grupos de intervalo de nascimento pela estatística do Qui-quadrado.

P2 < 0,05; valor de p para MBL entre os grupos de intervalo de nascimento pela estatística ANOVΛ.

As médias com sobrescrito não semelhante implicam uma diferença estatisticamente significativa, enquanto as médias com sobrescrito semelhante implicam que não existe diferença significativa entre elas (análise múltipla post hoc T2 de Tamhane).

Verificou-se uma correlação positiva fraca (0,001) que não é estatisticamente significativa (p > 0,05) entre a MBL e a ocupação das participantes (com paridade, número de partos, habilitações literárias, tipo de medicação, idade materna, filiação tribal e períodos de repouso como variáveis de controlo).

Quadro 4.17 Regressão logística de alguns factores

Factores variáveis	Sig	Exp (B)
Afiliação tribal	0.000	1.785*
Formação académica	0.001	0.241
Idade materna	0.010	4.959*
Intervalo de nascimento	0.996	0.000
Ocupação	0.000	0.300
Cuidados pré-natais	0.000	0.001
Paridade	0.007	5.415*

Chave

Exp (B) = Coeficiente exponencial.

Note-se que a probabilidade prevista é de associação para sim (ou seja, ocorrência de HPP).

O valor de corte para Exp (B) é de 0,50. O que significa que os factores com valores de Exp (B) > 0,50 contribuem significativamente para a ocorrência de HPP.

CAPÍTULO 5 DISCUSSÕES

5.1 Avaliação da qualidade das amostras de injeção de ocitocina

O ensaio da injeção de oxitocina mostrou que todas as marcas, à exceção de uma, falharam o teste, uma vez que não atingiram o limite oficial especificado pela BP (2002) (Quadro 4.1). Assim, a marca F foi utilizada no trabalho de investigação comparativa. Esta falha pode estar relacionada com a cadeia de distribuição e as instalações de armazenamento pouco éticas que caracterizam o mercado nigeriano de medicamentos. Além disso, a temperatura ambiente de Maiduguri, que é normalmente elevada, pode também ter contribuído para este fracasso maciço. Os medicamentos têm de ser bem armazenados para conservar a qualidade dos seus princípios activos e a estabilidade das suas formulações. Ao explicar o papel dos factores ambientais na estabilidade do medicamento, Ameenah *et al* (2011) afirma que a degradação do medicamento ocorre porque as moléculas estão a bater umas nas outras (como jogadores de futebol agitados num grande campo a correr loucamente sem olhar e a bater umas nas outras). Mas há um método nesta confusão e este é afetado por factores como a luz, o calor, o ar, a acidez e a alcalinidade.

5.2 Avaliação da qualidade dos comprimidos de misoprostol

Todos os lotes do comprimido de misoprostol apresentaram uma uniformidade de peso aceitável (Tabela 4.2), uma vez que nenhum apresentou um desvio percentual de peso superior a ± 7,5%, conforme estipulado pela Farmacopeia Britânica (BP, 2002). O significado do teste é garantir que os comprimidos se encontram dentro do intervalo de tamanho de partículas adequado. Todas as amostras apresentaram uma resistência mecânica relativamente boa, indicando que podem suportar os rigores do transporte e distribuição, bem como o manuseamento pelos doentes. Obteve-se um valor de friabilidade inferior a 1% para todos os lotes, o que significa que são resistentes à abrasão ou à lascagem. Foi estabelecida a relação entre a friabilidade e a resistência ao esmagamento (quanto maior a resistência ao esmagamento, menor o valor da friabilidade), tal como explicado noutro local (Garr e Bangudu, 1991).

O tempo de desintegração de todos os lotes estava dentro da especificação BP (2002) de não mais de 15 minutos. Sabe-se que diferentes factores da formulação afectam o teste de desintegração. O tipo de desintegrante, a pressão de compressão, o tipo de lubrificante, os diluentes e o tamanho das partículas afectam o comportamento do comprimido. Por exemplo, uma concentração inadequada de aglutinante pode resultar numa desintegração deficiente e, consequentemente, numa dissolução deficiente do medicamento. O teste de desintegração mede o tempo necessário para que um comprimido se parta em partículas. Esta é uma condição necessária e pode ser a etapa determinante da taxa no processo de absorção do medicamento. Sabe-se que o tipo e a quantidade de excipientes na formulação de um comprimido, bem como o processo de fabrico, afectam os parâmetros de desintegração e dissolução (Odeniyi *et al*, 2006). O tempo de desintegração rápido exibido por todos os lotes pode dever-se ao tipo e à quantidade de desintegrante utilizado na formulação. Embora os comprimidos de misoprostol tenham uma boa força de esmagamento (Tabela 4.2), o tempo de desintegração estava no lado inferior do intervalo oficial, o que é uma indicação de um bom equilíbrio entre as propriedades mecânicas e de libertação. O ensaio do conteúdo químico para determinar a quantidade de misoprostol, em todos os lotes, mostrou que estavam dentro da especificação oficial de 95,0% a 105% (Tabela 4.2). Todos os medicamentos utilizados estavam dentro do prazo de validade à data do estudo e estavam registados na Agência Nacional de Administração e Controlo de Alimentos e Medicamentos (NAFDAC).

5.3 Caraterísticas demográficas e maternas

Um total de 1865 pacientes foi envolvido no estudo, dos quais a limpeza dos dados reduziu o número para 1819. Os dados foram ainda reduzidos para 1800 através de um processo de aleatorização por computador, de modo a obter uma população de estudo igual em dois grupos de medicação: grupo da ocitocina (900 indivíduos) e grupo do misoprostol (900 indivíduos). As afiliações tribais das participantes reflectem a distribuição tribal do Estado de Bomo, conforme publicado pelo Ministério do Comércio e Indústria do Estado (2010).

5.4 Eficácia relativa da injeção de ocitocina e do comprimido de misoprostol na prevenção da HPP utilizando como parâmetros o MBL e a queda da hemoglobina.

Dois factores quantitativos foram utilizados para avaliar a eficácia dos dois medicamentos na prevenção da HPP: em primeiro lugar, a ocorrência de perda de sangue em quantidade superior a 500 ml e, em segundo lugar, a perda média de sangue (MBL) num determinado grupo. A primeira foi adoptada de acordo com a definição popular de HPP (Prata e Gerdts, 2000), enquanto a segunda foi utilizada porque o significado relativo de uma determinada quantidade de perda de sangue varia de indivíduo para indivíduo. Depende muito do estado de saúde subjacente dos indivíduos (Lawson, 1967). Como tal, um determinado grupo que tenha apresentado uma ocorrência significativamente mais elevada de HPP e que seja apoiado por uma MBL mais elevada, será interpretado como um grupo que apresentou uma HPP mais elevada. Consequentemente, a medicação (oxitocina ou misoprostol) que deu menos HPP significa que tem um melhor controlo da HPP e, por isso, é mais eficaz.

A ocorrência de HPP e o LMB no grupo medicado com ocitocina (17,9%; 388,04 ± 5,910 ml) são significativamente ($p1 < 0,001$; $p2 < 0,001$ respetivamente) maiores do que no grupo medicado com misoprostol (8,9%; 327,68 ± 3,953 ml) (Tabela 4.4a). Assim, indica-se a vantagem do misoprostol sobre a ocitocina no controlo da HPP. Um fator qualitativo sob a forma de "queda nos níveis médios de hemoglobina" (Tabela 4.4b) dos valores da 39th semana para os valores da 24th hora após o nascimento nos dois grupos de medicação foi significativamente ($p < 0,001$) maior no grupo da ocitocina (0,708 ± 0,0340 g/dL) do que no grupo do misoprostol (0,549 ± 0,0276 g/dL). Este facto reforça ainda mais a superioridade do misoprostol oral em relação à ocitocina intravenosa na prevenção da HPP.

A ocitocina é administrada por via intravenosa, ultrapassando assim os impedimentos farmacocinéticos de dissolução e absorção, o que explica a sua rápida atividade. O miométrio uterino contém receptores específicos para a oxitocina (Jenkins e Nussey, 1991; Mizutani e Tomado, 1992). A ocitocina estimula a contração do músculo liso uterino através do aumento das concentrações intracelulares de cálcio, imitando assim as contracções do parto normal e espontâneo e impedindo transitoriamente o fluxo sanguíneo uterino (Takahashi, 1980; Fuchs *et al*, 1981). A amplitude e a duração das contracções uterinas aumentam, levando à dilatação e ao apagamento do colo do útero (Mercer *et al*, 1991). O número de receptores de ocitocina e, por conseguinte, a resposta uterina à ocitocina aumentam gradualmente ao longo da gravidez, atingindo o seu pico no termo (Jenkins e Nussey, 1991).

Embora o misoprostol tenha sido administrado por via oral, foi referido que é rápida e quase completamente absorvido pelo trato gastrointestinal (Meckstroth *et al*, 2006). Neal *et al* (2001) relataram que o misoprostol é um racemato de quatro estereoisómeros e que, após a administração, desesterifica rapidamente para a sua forma ativa, o ácido misoprostólico. O ácido misoprostólico está ligado a 85% da albumina e tem uma semi-vida de aproximadamente 30 minutos (Neal *et al*, 2001). O misoprostol provoca contracções miometriais ao interagir com receptores específicos nas células miometriais. Esta interação resulta numa cascata de eventos, incluindo uma alteração na concentração de cálcio, iniciando assim a contração muscular. Ao interagir com os receptores de prostaglandina, o misoprostol provoca - entre outras coisas - a contração do útero. (Baird, 2000).

O miométrio e as decíduas do útero estão dispostos de tal forma que poderosas contracções musculares após o parto favorecem a hemóstase (Goerttler, 1931,; Fuchs e Fuchs, 199). As artérias em espiral "abrem-se" para criar um leito vascular de baixa resistência no espaço interviloso, o que facilita o fluxo sanguíneo placentário. Foi demonstrado que este fluxo diminui com a atividade muscular (Lees *et al*, 1971). As contracções da terceira fase são poderosas e prolongadas: actuam para parar o fluxo sanguíneo placentário e para separar a placenta e as membranas. Estes processos são facilitados por fármacos uterotónicos. No entanto, estes uterotónicos não são equi-eficazes devido a muitos factores farmacocinéticos e farmacodinâmicos. Estes explicam as diferenças nas medidas de resultados (HPP, MBL, queda no nível de hemoglobina, etc.) entre a ocitocina e o misoprostol no presente trabalho.

El-Refaey *et al* (1996) efectuaram dois estudos diferentes sobre a eficácia do misoprostol oral na prevenção da HPP. Um dos estudos envolveu 1257 indivíduos, enquanto o outro envolveu 100. Em ambos os estudos, a prevalência de HPP foi de 6%, contra uma prevalência mais elevada no grupo do placebo, o que foi estatisticamente significativo. Também referiram que nenhum doente teve uma perda de sangue de 1000 ml ou mais.

Em 1997, El-Refaey *et al.* obtiveram a mesma prevalência num estudo observacional prospetivo que envolveu 237 participantes e, mais uma vez, nenhuma doente teve uma perda de sangue de 1000 ml ou mais. Estes trabalhos de investigação independentes mostraram que o misoprostol é muito promissor na prevenção da HPP e que a prevalência relatada está de acordo com o resultado do presente trabalho. Hofmeyr *et al* (1998), relataram ainda que o misoprostol era promissor como método de redução do risco de hemorragia pós-parto. Surbek *et al* (1999), relataram uma prevalência de HPP de 7% com misoprostol e que não era significativamente diferente da prevalência observada no grupo placebo correspondente.

A superioridade do misoprostol oral sobre a ocitocina intravenosa na prevenção da HPP não foi aparentemente clara em alguns estudos (Walley *et al*, 2000; El-Refaey *et al*, 2000), uma vez que os resultados indicaram apenas uma eficácia comparável entre os dois regimes. No entanto, no relatório da sua Consulta Técnica de 2006, a OMS afirma que a utilização de misoprostol oral foi associada a menos perdas de sangue do que a utilização de ocitocina parentérica, quer por injeção intramuscular (5 UI), quer por injeção intravenosa (10 UI), concordando assim com o presente trabalho.

Pelo contrário, outros estudos revelaram resultados que não estavam de acordo com o presente trabalho; uma perda de sangue > 1000 ml foi relatada por Hofmeyr *et al*, 1998, tanto no grupo do misoprostol (6%) como no grupo do placebo (9,2%), ao contrário do presente trabalho, em que não foi observada uma hemorragia tão grave. Em um ensaio clínico randomizado comparando misoprostol oral com ocitocina sintética ou sintometrina no terceiro estágio do trabalho de parto, Cook *et al* (1999), relataram uma perda de sangue pós-parto que é significativamente maior no grupo misoprostol do que no grupo ocitocina (média ± DP é 279 ± 14,6 ml no grupo misoprostol versus 209 ± 9,0 ml no grupo ocitocina; P < 0,001). A queda no nível de hemoglobina do pré para o pós-parto também foi maior no grupo misoprostol (média ± DP é -69 ±17,5 g/dL no grupo misoprostol versus -4,0 ± 16,7 g/dL no grupo ocitocina; P < 0,015). Esses dois resultados estão em desacordo com o presente trabalho, no qual tanto a perda de sangue pós-parto quanto a alteração no nível de hemoglobina foram maiores no grupo da ocitocina. A farmacogenética pode explicar os resultados aparentemente opostos destes estudos, na medida em que os estudos mencionados anteriormente foram realizados principalmente noutros continentes do mundo que não África, ao passo que o presente trabalho foi realizado em África. Além disso, a região situa-se na zona tropical do continente, onde a temperatura ambiente é sempre elevada, o que constitui um desafio para o armazenamento da oxitocina. Isto traduzir-se-á subsequentemente numa diminuição da atividade farmacológica.

Poucos estudos demonstraram que não há diferença significativa entre o misoprostol oral e a ocitocina injetável. Num ensaio aleatorizado, em dupla ocultação e controlado por placebo, sobre o misoprostol e a ocitocina na gestão da terceira fase do trabalho de parto, Walley *et al*, (2000) referiram que não houve diferença significativa entre os dois grupos na queda das concentrações de hemoglobina (de uma média de 11.1 ± 1,3 g/dL para 10,5 ± 1,3 g/dL no grupo do misoprostol e 10,9 g/dL ± 1,2 para 10,4 ± 1,3 g/dL no grupo da ocitocina, (P = 0,25). Outras medidas de concentração de hemoglobina pós-parto não foram significativamente diferentes entre os dois grupos. Os resultados secundários, como a perda de sangue estimada, a duração da fase 3rd e a utilização de ocitócicos adicionais, foram semelhantes entre os grupos.

El-Refaey *et al* (2000), relataram semelhanças de alguns resultados num estudo comparativo controlado e aleatório de misoprostol administrado por via oral e tratamento padrão em que a incidência de HPP foi de 12% no grupo do misoprostol, em comparação com 11% com outros uterotónicos. A incidência de HPP grave (perda de sangue > 1000 ml) foi de 2% em ambos os grupos e os níveis de hemoglobina e hematócrito e a pressão arterial foram semelhantes em ambos os grupos. Da mesma forma, Ng *et al* (2001) não registaram qualquer diferença na queda média da concentração de hemoglobina após o parto (diminuição de 10 a 20% em ambos os grupos), entre o misoprostol oral e a sintometrina i.m. na gestão da terceira fase do trabalho de parto.

5.5 Eficácia relativa da injeção de ocitocina e do comprimido de misoprostol na prevenção da HPP, utilizando como parâmetro a necessidade de uterotónicos adicionais.

A proporção de parturientes que necessitaram de agentes ocitócicos adicionais foi maior no grupo da ocitocina (16,4%) do que no grupo do misoprostol (3,6%). A diferença foi significativa (p < 0,001) pela estatística do qui-quadrado de Pearson. Isso sugere um melhor resultado terapêutico no grupo do misoprostol. Em concordância com este achado, El-Refaey *et al* (1997) relataram uma necessidade de 5% de oxitócicos terapêuticos adicionais após o misoprostol oral. No entanto, alguns ensaios aleatórios controlados com placebo sobre o misoprostol oral revelaram uma proporção mais elevada de 8,4% (Hofmeyr *et al,* 1998) e 16% (Surbek *et al*, 1999) de necessidade de ocitócicos terapêuticos adicionais. Noutro ensaio clínico aleatório que comparou o misoprostol oral com ocitocina sintética ou sintometrina na terceira fase do trabalho de parto, Cook *et al* (1999) referiram que a necessidade de ocitócicos adicionais foi maior no grupo do misoprostol (22% no grupo do misoprostol versus 8%). Ng *et al* (2001) também relataram uma necessidade significativamente maior de agente ocitócico adicional quando comparado com a injeção de sintometrina. A OMS (2006) também referiu uma maior utilização de uterotónicos adicionais com o misoprostol.

Dos 144 indivíduos que foram pré-tratados com ocitocina intravenosa 10 UI, 16 (11,1%) tiveram de ser administrados com misoprostol oral adicional (600 μg) e outros 16 (11,1%) com ergometrina intramuscular (500 μg). A maioria dos indivíduos (77,8%) recebeu injeção adicional de ocitocina (Tabela 4.5b). A injeção de ocitocina foi o único fármaco adicional de escolha em todas as 32 mulheres do grupo do misoprostol. Hofmeyr *et al* (1998), relataram que a infusão de ocitocina foi necessária em 2,8% no grupo do misoprostol e em 8,4% no grupo do placebo (P = 0,006).

5.6 Eficácia relativa da injeção de ocitocina e do comprimido de misoprostol na prevenção da HPP, utilizando como parâmetro a necessidade de transfusão de sangue.

Nenhuma das participantes em qualquer um dos dois grupos de medicação de ocitocina intravenosa (884 indivíduos) e comprimido de misoprostol oral (900 indivíduos) teve a necessidade de transfusão de sangue (Tabela 4.6). Em um estudo sobre o uso de misoprostol na prevenção de hemorragia pós-parto, 1% das participantes necessitaram de transfusão de sangue (El-Refaey *et al,* 1997). Cook *et al* (1999) relataram um ensaio clínico aleatório que comparou o misoprostol oral com a ocitocina sintética ou a sintometrina na terceira fase do trabalho de parto, em que a necessidade de transfusão sanguínea foi semelhante em ambos os grupos. Em 2006, a OMS relatou que não houve diferença estatisticamente significativa na necessidade de transfusão de sangue com misoprostol em comparação com a ocitocina.

5.7 Eficácia relativa da injeção de ocitocina e do comprimido de misoprostol na prevenção da HPP utilizando os efeitos adversos como parâmetro.

Houve uma ocorrência significativa ($p < 0,001$) de dores abdominais e cefaleias no grupo medicado com ocitocina, e calafrios e febre no grupo medicado com misoprostol. Não houve diferenças significativas em outros efeitos colaterais como náuseas e vômitos (Tabela 4.7). Em concordância com este resultado, Hofmeyr *et al* (1998) relataram um ensaio aleatório controlado por placebo de misoprostol oral na terceira fase do trabalho de parto, no qual estiveram envolvidas um total de 500 participantes. Eles relataram efeitos colaterais estatisticamente significativos, ocorrendo em 22% no grupo misoprostol e 10% no grupo placebo ($p = 0,001$) com tremores mais comuns no grupo misoprostol (19%) versus grupo placebo (5,2%) ($p < 0,001$).

Além disso, Amant *et al* (1999) compararam a eficácia do misoprostol com a metilergometrina na prevenção da hemorragia pós-parto em 213 participantes. Relataram que os tremores ocorreram mais no grupo do misoprostol (42%) do que no grupo da metilergometrina (8,5%) ($p = 0,0001$). Não houve diferença entre os dois grupos na ocorrência de outros efeitos secundários, como náuseas e vómitos, o que está de acordo com o presente trabalho. Numa comparação controlada e aleatória entre o misoprostol administrado por via oral e o tratamento padrão no University College Hospital, em Londres, El-Refaey *et al*, (2000) concluíram que o misoprostol oral para a prevenção da hemorragia pós-parto era comparável aos ocitócicos padrão em termos de efeitos secundários. Muitos efeitos secundários foram menos comuns com o misoprostol, mas os tremores e a pirexia foram mais comuns.

Em 2006, a OMS realizou uma Consulta Técnica sobre a Prevenção da HPP. Foram incluídos dois ensaios aleatórios numa revisão sistemática que relata a utilização de ocitocina na ausência de tratamento ativo e um ensaio com misoprostol. A ocitocina foi utilizada como injeção IM (5 UI) ou IV (10 UI) em dois ensaios com 1221 mulheres. O ensaio com misoprostol oral incluiu 1620 mulheres e comparou o misoprostol oral 600 µg administrado após o nascimento do bebé e nos cinco minutos seguintes ao clampeamento e corte do cordão umbilical, com placebo no contexto da gestão expetante da terceira fase do trabalho de parto. Entre os resultados adversos importantes, o misoprostol oral foi associado a mais tremores e temperatura > 38°C.

Ao explicar o papel das prostaglandinas nas febres e arrepios, Kasper *et al* (2008) referem que a temperatura corporal é regulada no hipotálamo e que a presença de prostaglandina E faz com que o hipotálamo gere uma resposta sistémica para o resto do corpo, resultando em efeitos de criação de calor para corresponder a um novo nível de temperatura. Em muitos aspectos, o hipotálamo funciona como um termóstato. Quando o ponto de regulação é aumentado, o corpo aumenta a sua temperatura através da geração ativa de calor e da retenção de calor. A vasoconstrição reduz a perda de calor através da pele e faz com que a pessoa sinta frio. Se estas medidas não forem suficientes para fazer com que a temperatura do sangue no cérebro corresponda ao novo valor de referência no hipotálamo, começam os arrepios, de modo a utilizar os movimentos musculares para produzir mais calor. Quando a febre pára e a regulação do hipotálamo é mais baixa, o inverso destes processos (vasodilatação, fim dos tremores e produção de calor sem tremores) e a transpiração são utilizados para arrefecer o corpo até à nova regulação mais baixa (Kasper *et al,* 2008).

Em dois estudos separados; um ensaio aleatório de misoprostol controlado por placebo (Surbek *et al*, 1999) e um ensaio aleatório duplo-cego comparando misoprostol com metilergometrina para a prevenção de hemorragia pós-parto (Amant *et al*, 1999), foi relatada maior preponderância de tremores no grupo do misoprostol. Além disso, não houve diferenças entre os grupos nos dois estudos em termos de Náuseas e Vómitos, concordando assim com o presente trabalho de investigação. Walley *et al* (2000), também relataram uma preponderância estatisticamente significativa de tremores no grupo do misoprostol do que no grupo da ocitocina (22,2 versus 5,7%) e nenhuma diferença entre os dois grupos em termos de náuseas, vómitos e diarreia. Ng *et al* (2001) também relataram que os tremores foram significativamente maiores no grupo do misoprostol (30,2% no grupo do misoprostol versus 9,9% no grupo da ergometrina).

Em desacordo com o presente resultado, alguns trabalhos de investigação indicaram casos de diarreia

(3%) no grupo do misoprostol, (El-Refaey *et al,* 1996; El-Refaey *et al,* 1997; OMS, 2006). Noutra reviravolta, El-Refaey *et al* (2000) relataram incidências significativamente mais elevadas de náuseas no grupo de medicação com misoprostol do que no grupo de oxitócicos padrão. A utilização de outras vias de administração demonstrou estar associada a um grau variável de efeitos secundários. A via rectal, por exemplo, demonstrou estar associada a efeitos secundários mais ligeiros do que as vias orais (Bamigboye *et al*, 1998[a] ; Bamigboye *et al*, 1998[b] ; Diab *et al*, 1999). Zieman *et al*, (1997) relataram riscos aumentados de tremores com comprimidos de misoprostol sublingual.

5.8 Eficácia relativa da injeção de ocitocina e do comprimido de misoprostol na prevenção da HPP utilizando a aceitabilidade da doente como parâmetro.

Não houve diferença estatisticamente significativa na aceitabilidade da abordagem do tratamento por parte dos participantes nos dois grupos de medicação (Tabela 4.8). De acordo com Chama (2009), os clínicos abominam a ideia da administração per os de misoprostol no pós-parto (para a prevenção da HPP), porque isso irá aumentar o stress do parto. A ideia subjacente à realização deste teste era que a administração intravenosa de oxitocina fosse efectuada sem o mínimo esforço dos sujeitos. Por outro lado, o misoprostol oral necessita de uma grande participação dos sujeitos, o que culmina no stress aclamado. No entanto, não houve diferença estatisticamente significativa entre a aceitabilidade das pacientes em relação às duas abordagens terapêuticas.

5.9 A influência da paridade no MBL e na HPP, e a eficácia relativa da ocitocina e do misoprostol nos diferentes grupos de paridade

O grupo de menor paridade, 1-2, apresentou maior ocorrência de HPP e maior MBL do que os grupos de maior paridade (3-4 e 5-6). Verificou-se uma relação inversa, estatisticamente significativa, entre a paridade e a ocorrência de HPP ($p < 0,001$) e também com o MBL ($p < 0,001$). À medida que a paridade aumentou, houve uma diminuição tanto da HPP como do MBL (Tabela 4.9a e 4.9b). Em consonância com este achado, Tsu (1993) referiu que a HPP está associada a uma paridade baixa (0-1 partos anteriores), mas não a uma grande multiparidade (definida como cinco ou mais partos). Além disso, Ohkuchi *et al*, (2003); verificaram que a primiparidade está associada a uma perda excessiva de sangue no parto vaginal

Em contraste com os resultados do presente trabalho, Ijaiya *et al* (2005) referiram que o risco de HPP na grande multiparidade (para 5 e mais) era duas vezes superior ao da baixa paridade (para 0-1), $p<0,05$. Para além disso, alguns relatórios não mostram qualquer relação entre a grã-multiparidade e a HPP (Stones *et al*, 1993; Selo-Ojeme e Okonofua, 1997; Humphrey, 2003). Quando os dois grupos de medicamentos foram analisados separadamente, observou-se a mesma tendência de relação no grupo da ocitocina. No entanto, o grupo do misoprostol não apresentou esta tendência, o que sugere uma espécie de controlo superior da HPP do que no primeiro grupo.

5.10 A influência do período de repouso no MBL e na HPP, e a eficácia relativa da ocitocina e do misoprostol nas duas categorias de período de repouso

Houve uma diferença significativa (p < 0,001) na ocorrência de HPP entre o grupo com intervalo de nascimento "inferior a 2 anos" (29,3%), cujo número total foi 273, do que no grupo com intervalo de nascimento "superior a 2 anos" (2,0%). Da mesma forma, o valor do MBL no primeiro grupo (295,29 ±

9.80 ml), foi significativamente (p < 0,001) maior do que no último grupo (283,33 ± 9,08 ml). O intervalo de nascimento inferior a 2 anos foi considerado um intervalo de nascimento inadequado ou um período de repouso inadequado para os órgãos reprodutores (Mairiga, 2008). Este facto demonstrou estar associado a uma maior ocorrência de HPP e a um MBL mais elevado na população em estudo (Tabela 4.10a). Isto sugere que o baixo intervalo entre partos é um fator de risco para a HPP. De acordo com esta conclusão, Augustin e Jose (2000) referiram que as mulheres com intervalos curtos (< 6 meses) entre gravidezes têm um risco acrescido de hemorragia no terceiro trimestre.

A mesma tendência foi observada nos dois subgrupos de medicamentos: ocitocina e misoprostol (tabela 4.10b). No entanto, a diferença na ocorrência de HPP no último subgrupo (misoprostol) não foi estatisticamente significativa (p = 0,077). Embora as diferenças nos valores de MBL entre as populações adequadas e inadequadas dos dois subgrupos de medicamentos fossem ambas estatisticamente significativas, a diferença no subgrupo da ocitocina foi maior. Estes resultados sugerem ainda que um intervalo entre partos baixo é um fator de risco para a HPP e que o misoprostol tem maior probabilidade de ser eficaz em mulheres com intervalos entre partos mais curtos.

9.81 A influência da idade gestacional no MBL e na HPP, e a eficácia relativa da ocitocina e do misoprostol nas duas categorias de idade gestacional

Apesar da pequena dimensão (n=16), todos os participantes que se enquadraram no grupo de parto pré-termo tiveram HPP (Tabela 4.11). Por outro lado, apenas 35,3% tiveram HPP no grupo pós-termo. A diferença foi estatisticamente significativa (p < 0,001). A mesma tendência foi observada nos valores de MBL, onde o grupo pré-termo deu 500,00 ± 0,00 ml e o pós-termo 370,00 ± 13,50 ml, enfatizando assim a maior prevalência de HPP no primeiro do que no segundo. Em desacordo com este facto, Olesen *et al* (2003), relataram uma associação entre gravidez prolongada e hemorragia pós-parto. Pelo contrário, Roberts *et al*, (1994) não registaram qualquer relação entre o adiamento do parto e a hemorragia pós-parto. Uma subdivisão adicional dos grupos em subgrupos de medicamentos deu origem a uma amostra de dimensão inferior à dimensão necessária pré-calculada e, no caso da ocitocina, a uma amostra de dimensão nula (n=0). Como tal, não foi considerada uma associação estatística significativa (Tabela 4.8b).

9.82 A influência da idade materna no MBL e na HPP, e a eficácia relativa da ocitocina e do misoprostol nas categorias de idade materna

Registou-se um aumento da ocorrência de HPP com o aumento da idade das participantes, desde a categoria etária dos 15-19 anos até à categoria etária dos 25-29 anos (Tabela 4.12a) e a ocorrência em relação à categoria etária foi estatisticamente significativa ($p < 0,001$). Os valores de MBL apresentaram uma tendência irregular. Embora a mudança no MBL em relação à categoria de idade tenha sido estatisticamente significativa ($p < 0,001$), a tendência não estava de acordo com o padrão de ocorrência de HPP. Ijaiya *et al*, (2003) e Okogbenin *et al*, (2003) relataram graus variados de relações diretas entre a idade materna e a ocorrência de HPP. Este resultado sugere, portanto, que a idade materna é um fator de risco para a HPP. Em consonância com esta conclusão, Ohkuchi *et al*. (2003) e Tsu (1993) referiram que uma idade $\geq$ 35 anos era um fator de risco independente para a HPP em partos vaginais. Ijaiye *et al* (2003), também relataram que o risco de HPP em idade materna avançada (mais de 35 anos) era duas vezes maior do que em idade materna baixa (<25 anos), $p<0,05$.

Quando os grupos etários foram divididos em subgrupos de medicação, tanto o subgrupo da ocitocina como o do misoprostol mostraram um aumento constante da ocorrência de HPP e ambos os subgrupos mostraram uma relação significativa ($p < 0,001$ para o subgrupo da ocitocina e $p < 0,001$ para o subgrupo do misoprostol) entre a ocorrência de HPP e as diferentes idades dos participantes. Observou-se que as mulheres podem casar numa idade muito jovem, têm falta de opções contraceptivas e enfrentam pressões sociais para terem filhos do sexo masculino, o que pode resultar num elevado número de nascimentos acompanhado de riscos acrescidos de morbilidade e mortalidade (OMS, 2001; El-Refaey e Rodeck, 2003).

9.83 A influência da afiliação tribal no MBL e na HPP, e a eficácia relativa da ocitocina e do misoprostol nas várias categorias tribais

Registaram-se alterações significativas na ocorrência de HPP ($p < 0,001$) e de MBL ($p = 0,001$) nas várias tribos dos participantes (Tabela 4.13a). Verificou-se uma tendência uniforme tanto nas ocorrências de HPP como nos valores de MBL dentro das tribos, uma vez que a ocorrência mais baixa de HPP (0,8%) ocorreu na tribo Fulani, que foi também a tribo com o MBL mais baixo (302,50 ml ± 2,202). A tribo Mafa teve a maior ocorrência de HPP (46,9%) e também a maior medida de MBL (585,00 ± 47,49 ml). Outras tribos que registaram elevadas ocorrências de HPP foram a Bura (43,7%) e a Igbo (31,3%). Os resultados sugerem, assim, que a filiação tribal é um fator de risco para a HPP. Verificou-se que a HPP está associada às raças hispânica (Combs *et al*, 1991[a]) e asiática (Combs *et al*, 1991[b] ; Magann *et al*, 2005). As normas e os costumes culturais, bem como a falta de educação e de poder de decisão, conspiram para limitar o acesso a um ambiente ideal para a gravidez e o parto (Family Care International e Safe Motherhood Inter-Agency Group, 1998). A confiança em rituais, orações ou magia e o medo do pessoal médico ou da tecnologia são comuns em algumas regiões e podem atrasar ou impedir a prestação de cuidados de saúde adequados (bij de Vaate, 2002; Drakum, 1982; Bates e Turner, 1985).

Na Nigéria, 17% das mulheres levadas para o hospital devido a complicações durante o parto afirmaram que evitavam cuidados precoces no início do trabalho de parto por receio de uma laqueação forçada das trompas (Fajemilehin, 1991). A desconexão entre as crenças culturais e a prática clínica resulta em fortes barreiras à melhoria da saúde materna (Organização Pan-Americana da Saúde, 2004).

9.84 A influência do grau de cuidados pré-natais no MBL e na HPP, e como a eficácia da ocitocina e do misoprostol varia com os cuidados pré-natais

Verificou-se uma maior ocorrência de HPP nos indivíduos que iniciaram os cuidados pré-natais (ANC) tardiamente na gravidez (21,6%) do que naqueles que iniciaram precocemente (16,6%). Apesar de este facto não ser significativo ($p > 0,001$), os valores de MBL nos dois grupos de estudo diferem significativamente segundo o teste t de Student. Isto sugere que a ANC tardia ou deficiente pode ser um fator de risco para a HPP. A hipótese que motivou o teste do ANC como possível fator de risco foi a de que este poderia oferecer uma via para a deteção de outros factores de risco e oferecer serviços de saúde que preparassem a futura mãe para o parto. De acordo com este raciocínio, a ausência de cuidados pré-gravídicos e pré-natais regulares significa que os factores de risco médico que aumentam o risco de HPP passam muitas vezes despercebidos (El-Refaey e Rodeck, 2003; OMS, 2001). No entanto, Marilyn (1998) já tinha referido que existem motivos substanciais para duvidar da eficácia dos procedimentos ritualmente realizados durante uma consulta pré-natal e que são coletivamente designados por cuidados pré-natais. Parece que os cuidados pré-natais, como parte dos serviços de saúde materno-infantil (SMI), foram exportados dos países desenvolvidos para os países em desenvolvimento porque se acreditava que eram um serviço adequado e benéfico. Marilyn (1998) argumentou que a justificação para exportar este serviço para lidar com as condições prevalecentes nos países em desenvolvimento não é evidente. A investigação mostra que, já em 1932, se colocavam questões sobre a possível falta de impacto dos cuidados pré-natais na mortalidade materna (Browne e Aberd, 1932). As questões continuaram a ser colocadas e não foram respondidas de forma satisfatória, especialmente no que diz respeito à mortalidade e morbilidade maternas nos países em desenvolvimento (Enkin e Chalmers, 1982; Hall, 1983; Hall *et al*, 1985; Tew, 1990; Enkin, 1992; Bobadilla, 1992; Rooney, 1992). Em última análise, o que é necessário é uma melhoria das condições socioeconómicas, a promoção da educação feminina em simultâneo com um conceito mais amplo do que constitui a saúde das mulheres e a recolha de estatísticas mais precisas para aumentar a compreensão das necessidades das mulheres (Graham 1992; Koblinsky *et al.* 1992). Um relatório do

Banco Mundial (1993) sugere que a política de saúde pública mais importante para os países em desenvolvimento reside na melhoria da educação das jovens raparigas. As mulheres com melhor educação têm menos filhos, que tendem a ser mais saudáveis e, por sua vez, têm melhor educação.

Num estudo de 348 casos consecutivos de hemorragia pós-parto primária num hospital terciário na Nigéria, Ijaiya *et al* (2004) referiram que o estado de reserva das pacientes (e, por conseguinte, o seu nível e qualidade de cuidados pré-natais) não tinha qualquer relação com a ocorrência de HPP.

9.85 A influência do nível educacional das participantes no MBL e na HPP, e como a eficácia da ocitocina e do misoprostol varia com o nível educacional

Registou-se um aumento significativo ($p < 0,001$) na ocorrência de HPP à medida que o nível de escolaridade do participante aumenta do nível de ensino primário (0,0%) para o secundário (12,4%) e para o terciário (17,1%) (Tabela 4.15). Esta tendência não foi apoiada por um aumento correspondente na MBL. Drakum (1982) referiu que em regiões extremamente remotas ou primitivas, as crenças culturais

combinados com a falta de educação ditam frequentemente uma série de práticas, incluindo uma dieta e uma atividade restritivas durante a gravidez.

9.86 A influência da profissão das parturientes no MBL e na HPP, e como a eficácia da ocitocina e do misoprostol varia com a profissão

Houve mudança significativa na ocorrência de HPP ($p < 0,001$) e nos valores de LMB ($p = 0,001$) em relação à ocupação dos participantes. O menor número de ocorrências foi entre os estudantes (0,0%), que também apresentaram o menor LMB ($265,00 \pm 24,19$ ml). A ocorrência mais elevada de HPP registou-se entre os funcionários públicos (27,7%), o que foi apoiado pelo MBL mais elevado de $387,14 \pm 18,680$ ml (Tabela 4.16). O presente resultado não concorda com a noção de que a falta de educação e o poder de decisão conspiram para limitar o acesso a um ambiente ideal para uma gravidez e um parto seguros. Por outro lado, mostra que o nível educacional e a ocupação das pacientes constituem e contribuem para os factores de risco de HPP. De acordo com esta filosofia, Graham (1992) e Koblinsky *et al.* (1992) fizeram a seguinte declaração sobre a melhoria da saúde materno-infantil: "Em última análise, o que é necessário é uma melhoria das condições socioeconómicas, a promoção da educação feminina em simultâneo com um conceito mais amplo do que constitui a saúde da mulher"

Os esforços envidados permitiram que a saúde materna se afastasse de uma orientação puramente relacionada com a gravidez e passasse a ser orientada para a saúde reprodutiva (OMS, 1992), mas isto não é suficiente. Uma definição de saúde da mulher, tal como definida por Koblinsky *et al.* (1992), afirma que "a saúde da mulher é o seu bem-estar total, não determinado apenas por factores biológicos e pela reprodução, mas também pelos efeitos da carga de trabalho, da nutrição, do stress, da guerra e da migração, entre outros". Se os serviços fossem prestados com base num conceito mais amplo de saúde da mulher e com o objetivo de capacitar as mulheres para que cuidem das suas próprias necessidades de saúde, haveria, em última análise, uma redução bem-vinda dos níveis inaceitavelmente elevados de mortalidade e morbilidade materna atualmente prevalecentes nos países em desenvolvimento. O bónus final seria a existência de famílias mais saudáveis e de todos os benefícios que resultam desta realização desejável.

O rol e a contribuição de cada um dos factores na ocorrência de HPP mostra que a filiação tribal, a idade materna e a paridade contribuem significativamente para a ocorrência de HPP (Tabela 4.17). Assim, na matriz social de uma multiplicidade de factores que rodeiam o processo de gravidez e parto, a filiação tribal, a idade materna e a paridade desempenham um papel mais importante na ocorrência de HPP.

CAPÍTULO 6 SÍNTESES, CONCLUSÕES E SUGESTÕES

6.1 Destaques das principais conclusões

O misoprostol oral em comprimidos de 600 µg demonstrou uma melhor prevenção da HPP do que a ocitocina intravenosa 10 UI, como evidenciado por menores ocorrências de HPP, menor perda de sangue estimada e menor redução do nível de hemoglobina. Este ponto foi ainda reforçado por uma menor necessidade de agente ocitócico adicional no grupo do misoprostol. O facto de nenhuma das participantes em nenhum dos grupos de medicação ter perdido mais de 1000 ml de sangue e de nenhuma ter tido indicação para transfusão de sangue mostra que as duas abordagens de medicação podem ser alteradas em caso de necessidade.

Os dois medicamentos demonstraram um elevado nível de segurança, uma vez que não se registaram efeitos adversos graves. No entanto, houve uma preponderância de dores abdominais e cefaleias no grupo da ocitocina, por um lado, e, por outro, o misoprostol causou mais febre e arrepios. A proporção de pacientes que apresentaram calafrios e febre foi alta o suficiente para considerá-los como os principais efeitos adversos no grupo de medicação com misoprostol. Também não houve diferença significativa na frequência de náuseas e vómitos entre as duas populações. Embora a diarreia tenha sido relatada como um efeito adverso do misoprostol oral (El-Refaey *et al,* 1996; El-Refaey *et al,* 1997; OMS, 2006), não foi observada no presente trabalho. Não houve diferença entre os dois grupos em termos de aceitabilidade dos medicamentos.

Parece existir uma relação inversa entre a paridade e a ocorrência de HPP na população estudada, cujas idades variam entre os 15 e os 44 anos. À medida que a paridade aumenta, a incidência de HPP diminui. O misoprostol demonstrou um melhor controlo da HPP nos diferentes grupos de paridade do que a ocitocina.

Verificou-se que o parto pré-termo e o baixo intervalo entre partos são factores de risco para a HPP e não foi possível chegar a uma conclusão significativa sobre a eficácia relativa dos dois regimes de medicamentos em partos pré-termo/pós-termo ou em intervalos entre partos de curto e longo prazo.

Verificou-se uma breve relação linear direta entre as idades dos participantes, que variam entre os 15 e os 44 anos, e as ocorrências de HPP.

A incidência de HPP foi mais elevada entre os Igbo e algumas tribos "minoritárias" do estado de Borno (Babur, Bura, Mafa) do que entre os Fulanis. As tribos que constituíam a maioria da população do estudo (Kanuri e Hausa) apresentaram as incidências mais baixas de HPP.

O nível de cuidados pré-natais demonstrou um papel muito fraco na ocorrência de HPP. Não se deduziu qualquer inferência da relação entre a eficácia dos dois medicamentos nos diferentes níveis de cuidados pré-natais. Os níveis de habilitações literárias e a profissão das participantes demonstraram ter um papel significativo na ocorrência de HPP.

Apenas uma das dez marcas de injecções de ocitocina amostradas na metrópole de Maiduguri passou no teste de avaliação da qualidade, pelo que foi utilizada no trabalho. O comprimido de misoprostol utilizado também passou no teste de avaliação.

Os dois medicamentos utilizados no trabalho de investigação passaram em todos os testes de controlo de qualidade realizados. No entanto, a maioria das injecções de ocitocina recolhidas na metrópole de Maiduguri não passou no teste de controlo de qualidade.

6.2 Inferências retiradas dos resultados

O misoprostol oral pode ser utilizado na prevenção da HPP, especialmente em comunidades rurais onde não existem competências para a administração de ocitocina e/ou armazenamento de ocitocina.

A recomendação do Ministério Federal da Saúde de utilizar o regime de misoprostol oral na prevenção da HPP não só é praticável, como também é mais provável que seja mais aceite pelas doentes do que a injeção de ocitocina. Isto contrasta com a opinião de alguns médicos que consideram que a administração oral de medicamentos imediatamente após o parto é um fator de stress para as doentes.

A HPP tem muitas variáveis de confusão que podem servir como factores de risco. A paridade é um fator de risco para a HPP e, sempre que representa uma ameaça, é melhor substituir a injeção convencional de ocitocina por um comprimido de misoprostol.

A idade gestacional, a idade materna e o intervalo entre partos são factores de risco para a HPP. As eficácias relativas do misoprostol oral e da ocitocina parentérica não parecem variar significativamente com as diferentes idades gestacionais, idades maternas e/ou intervalos entre partos.

Os cuidados pré-natais precoces podem reduzir o risco de HPP. Não houve diferença significativa na atividade do misoprostol oral e da injeção de ocitocina na prevenção da HPP em pacientes dos dois grupos de cuidados pré-natais precoces ou tardios.

6.3 Desafios na condução da investigação e como foram resolvidos

Os desafios e limitações deste trabalho podem ser divididos em três grupos: Desafios e limitações no que respeita às boas práticas clínicas, desafios e limitações no que respeita às boas práticas laboratoriais e desafios e limitações no que respeita às boas práticas farmacêuticas. Exemplos de desafios no âmbito das boas práticas clínicas incluem algumas variações na ética e nos rituais de boas práticas clínicas de um centro para outro, que foram observadas durante o estudo-piloto. Isto exigiu a realização de alguns exercícios de formação para o pessoal de saúde que participou no trabalho.

O principal desafio que se coloca às boas práticas laboratoriais é a medição exacta da perda de sangue na HPP. Durante o estudo-piloto, foi utilizada a estimativa visual, tendo-se verificado que esta apresentava alguns níveis de variabilidade entre indivíduos e entre centros. Este facto exigiu a introdução de pratos de rim calibrados.

Houve muitos desafios na avaliação da qualidade devido às más condições de funcionamento dos instrumentos analíticos e à falta de reagentes analíticos. Consequentemente, o estudo de controlo de qualidade dos dois medicamentos demorou um período de tempo inesperadamente longo. Os desafios relacionados com a prática farmacêutica incluíram a disponibilização de boas condições de armazenamento, especialmente para a ocitocina. A principal limitação na realização deste trabalho foi a medição exacta do tempo de duração da terceira fase do trabalho de parto.

6.4 Áreas de investigação futura

Este trabalho de investigação poderia ser melhorado trabalhando nos factores de risco identificados, como a paridade, a idade materna, a idade gestacional, o nível de cuidados pré-natais, a tribo e os intervalos entre partos. Todos os factores de risco, exceto um, poderiam ser definidos (tornando-o constante) de cada vez, para que a população estudada pudesse ser analisada com base numa variável limitada. Desta forma, o impacto de cada fator de risco poderia ser estudado isoladamente e a eficácia relativa dos dois ocitócicos poderia ser comparada eficazmente.

REFERÊNCIAS

Abdel-Aleem, H., El-Nashar, I. e Abdel-Aleem, A. (2001). Management of severe postpartum hemorrhage with misoprostol. *Jornal Internacional de Ginecologia e Obstetrícia,* 72: 75-76

Abdel-Aleem, H., Villar, J., Gulmezoglu, A.M., Mostafa, S.A., Youssef, A.A. e Shokry, M. (2003). The pharmacokinetics of the prostaglandin E1 analoguemisoprostol in plasma and colostrum after postpartum oral administration. *European Journal of Obstetrics & Gynaecology and Reproductive Biology,* 108: 25-28

AbouZahr, C. (1998). Hemorragia anteparto e pós-parto. Health dimensions of sex and reproduction. Cambridge, MA7 Harvard School of Public Health em nome da Organização Mundial de Saúde e do Banco Mundial: p. 165- 189

AbouZahr, C. (2003). Global burden of maternal death and disability (Fardo global da morte e incapacidade maternas). In: Rodeck C, ed.

Reducing maternal death and disability in pregnancy (Reduzir a morte materna e a incapacidade na gravidez). Oxford, Oxford University Press, 2003:1 - 11.

AbouZhar, C. e Royston, E. (1991). Maternal mortality: a global fact book. Genebra7 Organização Mundial de Saúde. www.who.int/bulletin/archives/78(5)593.pdf. Data de citação: 15 /04/2009th

Agustin, C. e José, M. B. (2000). Morbidade e mortalidade maternas associadas ao intervalo intergestacional: estudo transversal. *British Medical Journal*, 321; 1255-1259

Alexandrova, M. e Soloff, M.A. (1980). Oxytocin receptors and parturition. I. Control of oxytocin recetor concentration in the rat myometrium at term. *Endocrinologia*, 106:730-735

Amant, F., Spitz, B. e Timmerman, D. (1999). Misoprostol compared with methylergometrine for the prevention of postpartum hemorrhage. *British Journal of Obstetrics and Gynaecology,* 106: 1066-1070

American Heritage University, (2011). www.siemens.com/answers. Data de navegação: 23/março/2011

Ameenah, K., Amrita, H., Poonam, P., Carissa, B., Smita, T. e Aimara, P. (2011). Drug degradation. Palestra proferida em http://www.slideshare.net/ms optimisstic/drug-degradation. Data de navegação: 19/abril/2011

Amico, J.A., Seitchik, J. e Robinson, A.G. (1984). Studies of oxytocin in plasma of women during hypocontractile labour. *Journal of Clinical Endocrinology and Metabolism*, 58: 274-279

Angier, N. (2009). A biologia por detrás do leite da bondade humana. The New York Times.

www.nytimes.com/2009/11/24/science/24angier.html. Data de citação: 15/04/2010

Aronsson, A., Bygdeman, M. e Gemzell-Danielsson, K. (2004). Efeitos do misoprostol na contratilidade uterina após diferentes vias de administração. *Human Reproduction,* 2004: 19: 81-84

Aronsson, A., Ulfgren, A., Stabi, B., Stavreus-Evers, A. e Gemzell-Danielsson, K. (2005). The effect of orally and vaginally administerated misoprostol on inflammatory mediators and cervical ripening during early pregnancy. *Contraception,* 72: 33-39

Bamigboye. A.A., Hofmeyer, G.J. e Merrell, D.A. (1998[a]). Rectal misoprostol in the prevention of postpartum hemorrhage. *American Journal of Obstetrics and Gynaecology,* 179: 1043-1046

Bamigboye, A.A., Merrell, D.A. e Hofmeyer, G.J. (1998[b]). Randomized comparison of rectal misoprostol with syntometrine for the management of the third stage of labour. *Ata obstetricia et gynecologica Scandinavica,* 77(2): 178-181

Bates, B. e Turner, A.N. (1985). Imagery and symbolism in the birth practices of traditional cultures (Imagens e simbolismo nas práticas de nascimento das culturas tradicionais). *Nascimento*, 12:29- 35

Baird, D. (2000). Mode of action of medical methods of abortion (Modo de ação dos métodos médicos de aborto). *Journal of American Medical Women's Association*, 35(3): S121-126

bij de Vaate, A., Coleman, R., Manneh, H. e Walraven, G. (2002). Conhecimentos, atitudes e práticas de parteiras tradicionais formadas na Gâmbia na prevenção, reconhecimento e gestão da hemorragia pós-parto. *Midwifery,* 18:3- 11

Blekta, M., Hlavaty, V. e Trnkova, M. (1970). Volume de sangue total e quantidade absoluta de proteínas séricas na fase inicial da toxemia tardia da gravidez. *American Journal of Obstetrics and Gynaecology,* 106: 10-13

Bobadilla, J. (1992). Avaliação de programas de saúde materna: abordagens, métodos e indicadores. *International Journal of Gynecology and Obstetrics,* 38 supp.: 67-75

Ministério do Comércio e das Indústrias do Estado de Borno (2010). Habitantes originais e colonos. http://hospitalitynigeria.com/bomo.php . Data de navegação: 15th abril, 2011

Farmacopeia Britânica (2002). Volume 1 e 2. Her Majesty's Stationary Office, University Press Cambridge.

Browne, F. e Aberd, D. (1932). Antenatal care and maternal mortality (Cuidados pré-natais e mortalidade materna). *Lancet*, 1-4.

Bullough, C.H.W., Msuku, R.S. e Karondie, L. (1989). Early suckling and postpartum hemorrhage: controlled trial-deliveries by traditional birth attendants. *Lancet,* 1989: 522-525.

Cameron, M.J. e Robson, S.C. (2006). Vital Statistics; an overview *In* A text book of Postpartum Haemorrhage. (Ed) Christopher B. *et al,* Sapiens Publishing, Dunccow, Reino Unido. Pp 1734

Carlan, S.J., Blust, D. e O'Brien, W.F. (2002). Buccal versus intravaginal misoprostol administration for cervical ripening. *American Journal of Obstetrics and Gynaecology,* 186: 229-233.

Carroli, G., Cuesta, C., Abalos, E. e Gulmezoglu, A.M. (2008). Epidemiologia da hemorragia pós-parto: uma revisão sistemática. *Best Practice & Research Clinical Obstetrics and Gynaecology,* 22: 999-1012

Castleman, L.D., Oanh, K.T., Hyman, A.G., Thuyle, T. e Blumenthal, B.D. (2006).

Introdução do procedimento de dilatação e evacuação para o aborto no segundo trimestre no Vietname, utilizando a aspiração manual por vácuo e o misoprostol bucal. *Contraception,74: 272-276*

Chama, C.M., Audu, B.M. e Mairiga, A.G. (2006). A situação das instalações de saúde reprodutiva no estado de Borno. *Jornal Médico de Borno*, 3(1):11-15

Chamberlain, G.V.P. (1992). Os aspectos clínicos da hemorragia maciça. In: Patel, editor. Maternal mortality The way forward (Mortalidade materna: o caminho a seguir). London: Royal College of Obstetricians and Gynaecologists; 1992. Pp. 54-62

Chandraharan, E. e Arulkumaran, S. (2005). Management algorithm for Atonic Postpartum Haemorrhage (Algoritmo de gestão da hemorragia pós-parto atónica). J Paediatr *Obstetrics and Gynaecology*, 31:106-112

Chesley, L.C. (1972). Plasma and red cell volumes during pregnancy. *American Journal of Obstetrics and Gynaecology,* 112: 440-450.

Chong, Y.S. e Su, L.L. (2006). Misoprostol for preventing PPH: some lessons learned. *Lancet,* 368: 1216-1217

Chong, Y.S., Chua, S., El-Refaey, H., Choo,W.L., Chanrachakul, B., Tai, B.C. Rodeck, C. e Arulkumaran, S. (2001). Estudos de pressão intra-uterina pós-parto sobre o efeito uterotónico do misoprostol oral e da sintometrina intramuscular. *British Journal of Obstetrics and Gynaecology,* 108: 41-47.

Chua, S., Chew, S.L. e Yeoh, C.L. (1995). A randomized controlled study of prostaglandin 15- methyl F2 alpha compared with syntometrine for prophylactic use in the third stage of labor. *Austratlian and New-Zealand Journal of Obstetrics and Gynaecology*, 35(4): 413-416.

Cicinelli, E., de Ziegler, D., Bulletti, C., Matteo, M.G., Schonauer, L.M. e Galantino, P.

(2000) Diret transport of progesterone from vagina to uterus (Transporte direto de progesterona da vagina para o útero). *Obstetrics and Gynaecology,* 95: 403-406.

Clark, S.L., Yeh, S.Y. e Phelan, J.P. (1984). Emergency hysterectomy for obstetric hemorrhage. *Obstetrics and Gynaecology,* 64: 376-380.

Collins, P.W. (1990). Misoprostol: descoberta, desenvolvimento e aplicação clínica. *Medical Research Review,* 10: 149-172.

Combs, C.A., Murphy, E.L. e Laros, R.K. Jr. (1991[a]). Factores associados à hemorragia pós-parto em partos vaginais. *Obstetrícia e Ginecologia*, 77:69-76

Combs, C.A., Murphy, E.L. e Laros, R.K. Jr. (1991[b]). Factores associados à hemorragia em partos por cesariana. *Obstetrics and Gynaecology,* 77: 77-82

Cook, C.M., Spurrett, M.M. e Murray, H. (1999). A randomized clinical trial comparing oral misoprostol with synthetic oxytocin or syntometrine in the third stage of labor. *Australian and New-Zealand Journal of Obstetrics and Gynaecology,* 39: 4:414-419

Crane, J.M. e Healey, S. (2006). Utilização de misoprostol antes da histeroscopia: uma revisão sistémica. I *Journal of Obstetrics and Gynaecology Canada,* 28:373-379

De Groot, A.N. (1995). Prevenção da hemorragia pós-parto. *Em* Bailliere's clinical obstetrics and gynecology. Ed: S. Arulkumara. ELSEVIER. ISSN. 9: 619-631

De Groot, A.N., van Dongen, P.W. e Vree, T.B. (1998). Ergot alkaloids. Estado atual e revisão da farmacologia clínica e utilização terapêutica em comparação com outros ocitócicos em obstetrícia e ginecologia. *Drugs,* 56: 523-535

De Groot, A.N., Vree, T.B. e Hekster, Y.A. (1995). Bioavailability and pharmacokinetics of sublingual oxytocin in male volunteers (Biodisponibilidade e farmacocinética da oxitocina sublingual em voluntários do sexo masculino). *Journal of Pharmacy and Pharmacology,* 47:571-575

Ministério da Saúde e da Segurança Social. (1975) Report on confidential inquiries into maternal deaths in the United Kingdom 1970-1972. Londres: Her Merjesty's Stationary Office.

Derman, R.J., Kodkany, B.S., Goudar, S.S., Geller, S.E., Naik, V.A. e Bellad, M. (2006). Oral misoprostol in preventing postpartum haemorrhage in resource-poor communities: a randomised controlled trial. *Lancet,* 368: 1248-1253

Diab, K.M., Ramy, A.R. e Yehia, M.A. (1999). A utilização de misoprostol rectal em 140 indivíduos, como gestão farmacológica ativa da terceira fase do trabalho de parto. *Jornal de Obstetrícia e Investigação Ginecológica*, 25: 327-332

Dildy, G.A. (1993). Hemorragia pós-parto. *Contemporary Obstetric and Gynaecology* : 21-29

Dildy, G.A. (1998). Postpartum hemorrhage. Washington, D.C.: American College of Obstetricians and Gynecologists, 1998

Dildy, G. A. (2002). Hemorragia pós-parto: New Management Options. *Clinical Obstetrics and Gynecology*, 45:2- Pp 330 - 344

Drakum, E.E. (1982). Cultural influences in birth practices in Papua New Guinea (Influências culturais nas práticas de parto na Papua Nova Guiné). *Australas NursesJ*, 11:14-15 (24)

Du Vigneaud, V., Ressler, C., Swan, C. J.M., Roberts, C.W., Katsoyannis, P.G., e Gordon, S. (1953). Oxytocin: The great facilitator of life. *Journal of American Chemical Society*, 75, 48794880

Elbourne, D., Prendiville, W. e Chalmers, I. (1988). Choice of oxytocic preparation for routine use in the management of the third stage of labour: an overview of the evidence from controlled trials. *British Journal of Obstetrics and Gynaecology,* 95: 17-30

Elbourne, D.R., Prendiville, W.J., Carroli, G., Wood, J. e McDonald, S. (2001). Prophylactic use of oxytocin in the third stage of labour. *Cochrane Database of Systematic Reviews*, Edição 4. Art. No.: CD001808. DOI: 10.1002/14651858.CD001808

El-Refaey, H. e Rodeck, C. (2003). Hemorragia pós-parto: definições, tratamento médico e cirúrgico. A time for change. *British Medical Bulletin, 67:* 205-17

El-Refaey, H., Calder, L. e Wheatley, D.N., (1994). Preparação do colo do útero com análogos da prostaglandina E1: gemeprost e misoprostol. *Lancet*, 343: 1207-1209

El-Refaey, H., Hinshaw, K. e Templeton, A., (1993). O efeito abortivo do misoprostol no segundo trimestre. The United States Pharmacopeial Convention. 8: 1744-1746

El-Refaey, H., Nooh, R. e 0' Brien, P. (2000). The misoprostol third stage of labour study. *British Journal of Obstetrics and Gynaecology,* 107: 1104-1110

El-Refaey, H., O'Brien, P. e Morafa, W. (1996). Misoprostol para a terceira fase do trabalho de parto. *Lancet,* [carta]; 347(9010): 1257

El-Refaey, H., O'Brien, P. e Morafa, W. (1997). Use of misoprostol in the prevention of postpartum hemorrhage. *British Journal of Obstetrics and Gynaecology,* 104(3): 336-339

El-Refaey, H., Rajasekar, D. e Abdalla, M. (1995). Indução do aborto com mifepristona (Ru 486) e misoprostol oral ou vaginal. *New England Journal of Medicine,* 332: 983-987

Encyclopedia Britannica, (2007). http://www.britannica.com/ebc/article-9050153. Data de citação 22/março/2011

Enkin, M. (1992). Randomized controlled trials in the evaluation of antenatal care (Ensaios aleatórios controlados na avaliação dos cuidados pré-natais). *International Journal of Technology Assessment and Health Care,* 8 suppl 1: 40-5

Enkin, M., e Chalmers, I. (eds). (1982). *Effectiveness and Satisfaction in Antenatal Care (Eficácia e satisfação nos cuidados pré-natais).* Londres: Spastics International Medical Publications.

Fajemilehin, R.B. (1991). Factores que influenciam a elevada taxa de bebés nascidos antes da chegada na Nigéria - um estudo de controlo de casos em Ogbomosho. *Revista Internacional de Estudos de Enfermagem, 28:* 1318

Family Care International e Grupo Inter-Agências para a Maternidade Segura. *Folhas de factos sobre maternidade segura.* 1998.

Diário Oficial da República Federal da Nigéria, (2007). Aviso legal sobre o recenseamento provisório nacional e estatal de 2006. Comissão Nacional da População, Abuja.

Fischer, M., Bhatnagar, J., Guarner, J., Reagan S., Hacker, J.K. e VanMeter, S.H. (2005). Fatal shock syndrome associated with Clostridium sordellii after medical abortion. *New England Journal ofMedicine*, 353: 2352-2360

Fletcher, H., Mitchell, S. e Frederick, J. (1994). Intravaginal misoprostol versus dinoprostone as cervical ripening and labor inducing agents. *Obstetrics and Gynaecology,* 83: 244-247

Forman, J.B. e Sullivan, R.L. (1952). The effects of intravenous injections of ergonovine and methergine on the postpartum patients. *American Journal of Obstetrics and Gynaecology,* 63: 640-644

Fuchs, A e Fuchs, F. (1991). Physiology of parturition. *Em* Gabbe S, Niebyl J, Simpson J, eds. *Obstetrics: Normal and Problem Pregnancies*, 2nd edn. Nova Iorque: Churchill Livingstone, 1991:147-174

Fuchs, A.R., Fuchs, F., Husslein, P. e Soloff, M.S. (1984). Oxytocin receptors in the human uterus during pregnancy and parturition (Receptores de ocitocina no útero humano durante a gravidez e o parto). *American Journal of Obstetrics and Gynecology*, 150(6): 734-741

Fuchs, A.R., Fuchs, F., Hurstein, P., Soloff, M.S. e Fernstrom, M.J. (1982). Oxytocin receptors and human parturition: a dual role for oxytocin in the initiation of labour. *Science (Nova Iorque)* ,215:1396-1398

Garr, J. S. M. e Bangudu, A. B., (1991) Avaliação do amido de sorgo como excipiente para comprimidos.

Desenvolvimento de medicamentos e farmácia industrial, 17: 1 - 6

Gaud, H.T. e Connors, K.A. (1992). Cinética de desidratação do misoprostol em solução aquosa na presença de hidroxipropilmetilcelulose. *Jornal de Ciências Farmacêuticas,* 81: 145-148

Gemzell-Danielsson, K., Marions, L., Rodriguez, A., Spur, B.W., Wong, P.Y.K. e Bygdeman, M. (1999). Comparação entre a administração oral e vaginal de misoprostol na contratilidade uterina. *Obstetrícia e Ginecologia, 93:* 275-280

Graham, W. (1992). Maternal health and the measurement trap (Saúde materna e a armadilha da medição). *Social Science and Medicine* 35(8): 961-11

Goerttler, K. (1931). A arquitetura das ligações musculares do útero humano e o seu comportamento funcional. *Gegenbaurs morphologisches Jahrbuch*, 45-128

Gulmezoglu, A.M. (2000). Prostaglandins for prevention of postpartum haemorrhage (Prostaglandinas para prevenção de hemorragia pós-parto). *Base de dados Cochrane Revisões Sistemáticas,* CD000494

Gulmezoglu, A.M., Villar, J. e Ngoc, N.T. (2001). WHO multicentre randomised trial of misoprostol in the management of the third stage of labour. *Lancet,* 358:689-695

Hall, M. (1983). Estamos a fazer demasiados cuidados pré-natais? *Maternal and Child Health* March: 1038

Hall, M.H., Halliwell, R. e Carr-Hill, R. (1985). Concomitant and repeated happenings of complications of the third stage of labour. *British Journal of Obstetrics and Gynaecology*, 92:732-738

Hayashi, R.H., Castillo, V.I.S. e Noah, M.L. (1984). Management of severe postpartum hemorrhage with a prostaglandin F_{2a} analogue. *Obstetrícia e Ginecologia,* 63: 806-808

Henriques, A., Lourenco, A.V., Ribeirinho, A., Ferreira, H. e Graça, L.M. (2007). Morte materna relacionada com overdose de misoprostol. *Obstetrícia e Ginecologia,* 109: 489-490

Ho, P.C., Ngai, S.W., Liu, K.L., Wong, G.C. e Lee, S.W. (1997). O misoprostol vaginal comparado com o misoprostol oral na interrupção da gravidez no segundo trimestre. *Obstetrics and Gynaecology,* 90: 735-738.

Hofmeyer, G.J. e Bamigboye, A.A. (1999). Em resposta [carta ao editor]. *American Journal of Obstetrics and Gynaecology,* 6 (pt 1): 1601-1602

Hofmeyer, G.J., Nikodem, V.C. e De Jager, M. (1998). A randomized placebo controlled trial of oral misoprostol in the third stage of labor. *British Journal of Obstetrics and Gynaecology,* 105(9): 971-975

Hogerzeil, H.V. e Walker, G.J. (1996). Instabilidade da metilergometrina em climas tropicais: uma visão geral. *European Journal of Obstetrics & Gynecology and Reproductive Biology,* 69(1): 25-29

Hogerzeil, H.V., Walker, G.J.A. e de Goerje, M.J. (1993). Stability of injectable oxytocics in tropical climates (Estabilidade de ocitócicos injectáveis em climas tropicais). Organização Mundial de Saúde: Genebra, 1993.

Hoj, L., Cardosa, P., Nielsen, B.B., Hvidman, L., Nielsen, J. e Aaby, P. (2005). Effect of sublingual misoprostol on severe postpartum haemorrhage in a primary health centre in Guinea-Bissau: randomized double blind clinical trial. *British Medical Journal,* 331: 723.

Humphrey, M.D. (2003). A grande multiparidade é um preditor independente de risco de gravidez? Um estudo observacional retrospetivo. *Jornal Médico da Austrália,* 179:294-296

Idrisa, A. (2008). Prevalência de hemorragia pós-parto na Nigéria: A short lecture delivered at the University of Maiduguri Teaching Hospital, Maiduguri.

Ijaiya, M.A., Aboyeji, A.P. e Abubakar, D. (2003). Análise de 348 casos consecutivos de hemorragia pós-parto primária num hospital terciário na Nigéria. *Jornal de Obstetrícia e Ginecologia,* 23:374-377

Inman, W.H., (1991). Relatório sobre estudos PEM actuais: medicamentos para úlcera péptica ou refluxo.

Prescription Event Monitoring News, 7: 32-34

Irons, D.W., Sriskandabalan, P. e Bullough, C.H. (1994). A simple alternative to parenteral oxytocics for the third stage of labor. *International Journal of Gynaecology and Obstetrics,* 46(1): 15-18

Jackson, K.W. Jr., Allbert, J.R., Schemmer, G.K., Elliot, M., Humphrey, A. e Taylor, J. A. (2001). Randomized controlled trial comparing oxytocin administration before and after placental delivery in the prevention of postpartum hemorrhage. *American Journal of Obstetrics and Gynecology,* 185:873-877

Jenkins, J.S. e Nussey, S.S. (1991). The role of oxytocin: present concepts [revisão]. *Clinical Endocrinology*, 34: 515-525

Programa John Hopskin de Educação Internacional em Ginecologia e Obstetrícia (2004). Resumo do Programa de Saúde Materna e Neonatal. Preventing Postpartum Hemorrhage (Prevenção de hemorragia pós-parto). Baltimore. http://www.jhpiego.org/resources/pubs/mnh/PPHpgmbrief.pdf. Data de citação: 15/04/2010

John, W., Colin, M., Lale, S. e Samuel, M. (2010). As mortes maternas diminuem um terço entre 1990 e 2008: uma análise das Nações Unidas. Boletim da Organização Mundial de Saúde.

http://www.who.int/bulletin/volumes/88/10/10-082446/en/index.html. Data de navegação: 20 de setembro

fevereiro, 2010

Johnstone, M. (1972). Os efeitos cardiovasculares das drogas ocitócicas. *British Journal of Anaesthesia.* 44: 826-835

Kararli, T., Catalano, T. e Needham, T.E., (1991). Mecanismo de estabilização do misoprostol em hidroxipropilmetilcelulose. *Adv Experimental Medicine and Biology,* 302: 275-289

Karim, A., (1987). Perfil farmacocinético das prostaglandinas em dose única e múltipla. 33 (Suppl): 40-50

Kasper, D.L., Braunwald, E., Fauci, A.S., Hauser, S.L., Longo, D.L., Jameson, J.L. e Loscalzo, J. (2008). Causas de febre claásica de origem desconhecida. *Em* Harrison's Principles of Internal Medicine (17 ed.). McGraw-Hill Professional. pp. 117-121. ISBN 9780071466332.

Kelsey, J.J. e Prevost, R.R. (1994). Drug therapy during labor and delivery. *Jornal Americano de Farmácia Hospitalar,* 51: 2394-2402

Khan, G.Q., John, I.S. e Chan, T. (1995). Abu Dhabi third stage trial: oxytocin versus syntometrine in the active management of the third stage of labor. *European Journal of Obstetrics and Gynaecology,* 58: 147-151

Khan, R. e El-Refaey, H. (2003). Pharmacokinetics and adverse-effect profile of rectally administered misoprostol in the third stage labour. *Obstetric Gynaecology*;101:968-974.

Khan, R., El-Refaey, H., Sharma, S., Sooranna, D. e Stafford, M. (2004). Oral, rectal and vaginal pharmacokinetics of misoprostol. *Obstetrícia e Ginecologia,* 103: 866-870

Khan, K. S., Wojdyla, D., Say, L., Gulmezoglu, A. M., van-Look, P. F. (2006). Análise da OMS sobre as causas de morte materna: uma revisão sistemática. *Lancet* 2006; 367:1066-1074

Kim, J.O., Han, J.Y., Choi, J.S., Ahn, H.K., Yang, J.H. e Kang, I.S. (2005). Misoprostol oral e rutura uterina no primeiro trimestre de gravidez. Um relato de caso. Reprod Toxicol, 20: 575577

Kim, Y.M., Tejani, N. e Chayen, B. (1986). Management of the third stage of labor with nipple stimulation (Gestão da terceira fase do trabalho de parto com estimulação do mamilo). *Jornal de Medicina Reprodutiva,* 31(11): 1033-1034

Koblinsky, M., Campbell, O., e Harlow, S. (1992). Mother and more: a broader perspective on women's health. In: Koblinsky M, Timyan J, Gay J (eds). *The Health of Women: A Global Perspective.* Westview Press, EUA.

Kodkany, B.S., Derman, R.J., Goudar, S.S., Geller, S.E., Edlavitch, S.A. e Naik, V.A. (2004). Iniciando uma nova terapia na prevenção da hemorragia pós-parto na Índia rural: uma colaboração conjunta entre os Estados Unidos e a Índia. *The International Journal of Fertility and Women's Medicine*, 49: 91-96

Kotsonis, F.N., Dodd, D.C., Regnier, B. e Kohn, F.E. (1985). Preclinical toxicology profile of misoprostol. *Digestive Diseases and Science*, 30(11 Suppl): 142S-6

Kuchinas, S. (2009). A química da conexão: How the oxytocin response can help you find trust, intimacy, and love (Como a resposta da oxitocina pode ajudá-lo a encontrar confiança, intimidade e amor). Oakland: CA. New Harbinger Publications, Inc.

Kwast, B.E. (1991). Hemorragia pós-parto: sua contribuição para a mortalidade materna. *Midwifery,* 7: 64-70.

Laajoki, V.I. e Kivikoski, A.I. (1986). Sulprostone no controlo da hemorragia pós-parto. *Ata Chir Hung*, 27(3): 165-168

Langenbach, C. (2006). Misoprostol na prevenção da hemorragia pós-parto: uma meta-análise. *Jornal Internacional de Ginecologia e Obstetrícia,* 92: 10-18

Lawson, J.B. (1967), Obstetric hemorrhage. *In*: Lawson JB, Steward DB, editores. Obstetrics and gynecology in the tropics (Obstetrícia e ginecologia nos trópicos). London: Edward Arnold; 1967. p. 155-159

Lees, M., Hill, J. e Ochsner, A. (1971). Maternal placental and myometrial blood flow of the rhesus monkey during uterine contractions. *American Journal of Obstetrics and Gynecology*, 110:68-81

Leonie, W. (2008). Trust in oxytocin. *Nature Reviews Neuroscience*, 9(7), 500

Li, X.F. (1996). O período pós-parto: a chave para a mortalidade materna. *Jornal Internacional de Ginecologia e Obstetrícia,* 54:1-10

Liggins, G. (1981). A maturação do colo do útero como reação inflamatória. *In*: Ellwood D, Anderson A, editores. The cervical in pregnancy and labor: clinical and Biochemical Investigations. Edinburgh: Churchill Livingstone.

Lumbiganon, P., Hofmeyer, J. e Gulmezoglu, A.M, (1999). Misoprostol dose-related shivering and pyrexia in the third stage of labor. *British Journal of Obstetrics and Gynaecology,* 106: 304308. 6

Magann, E.F., Evans, S., Chauhan, S.P., Lanneau, G., Fisk, A.D. e Morrison, J.C. (2005). A duração da terceira fase do trabalho de parto e o risco de hemorragia pós-parto. *Obstetrícia e Ginecologia*, 105:290-293

Maier, R.C. (1993). Controlo da hemorragia pós-parto com tamponamento uterino. *American Jornal of Obstetrics and Gynecology,* 169: 317-321; discussão 321-323.

Mairiga, A. G. (2008). Inter- pregnancy spacing (espaçamento entre gestações). Uma breve palestra proferida no Departamento de Obstetrícia e Ginecologia, Hospital Universitário de Maiduguri. Maiduguri, Nigéria.

Mairiga, A.G., Kawuwa, M.B., Kyari, O. (2008). Uma análise de catorze anos da mortalidade materna no Hospital Universitário da Universidade de Maiduguri, Maiduguri, Nigéria. *Nigerian Hospital Practice,* 2008; 2 (5): 115- 118.

Marilyn, M., Nylander, P. e Adekunle, A. (1990). Antenatal care in developing countries (Cuidados pré-natais nos países em desenvolvimento). *Ballieres Clinical Obstetrics and Gynaecology* 4(1): 169-186

McDonald, S., Prendiville, W. e Blair, E. (1993). Randomized controlled trial of oxytocin alone vs oxytocin and ergometrine in active management of third stage of labor. *British Medical Journal,* 307: 1167-1171

Relatório Especial do Programa de Saúde Materna e Infantil. Belgaum, Karnataka, Índia. Faculdade de Medicina Jawaharlal Nehru.

Meckstroth, K.R., Whitaker, A.K., Bertisch, S., Goldberg, A.B. e Darney, P.D. (2006).

Misoprostol administrado por vias epiteliais. *Obstetrícia e Ginecologia,* 108: 82-90

Mercer, B., Pilgrim, P. e Sibai, B. (1991). Indução do trabalho de parto com infusão contínua de baixa dose de ocitocina: um ensaio aleatório. *Obstetrics and Gynecology*, 77(5): 6596-63

Middleton, T., Schaff, E., Fielding, S.L., Scahill, M., Shannon, C. e Westheimer, E., (2005). Randomized trial of mifepristone and buccal or vaginal misoprostol for abortion through 56 days of last menstrual period. *Contraception,* 72: 328-32

Miller, S., Lester, F. e Hensleigh, P. (2004). Prevention and treatment of postpartum hemorrhage: new advances for low-resource settings (Prevenção e tratamento da hemorragia pós-parto: novos avanços para locais com poucos recursos). *Journal of Midwifery and Women's Health,* 49: 283-292

Mitchell, G.G. e Elbourne, D.R. (1993). The Salford Third Stage Trial. Oxytocin plus ergometrine versus oxytocin alone in the active management of the third stage of labor. *The Online journal of current clinical trials,* Doc No 83.

Mizutani, S. e Tomado, Y. (1992). Oxytocinase: placental cystine aminopeptidase or placental leucine aminopeptidase (P-LAP) [revisão]. Seminários em *Endocrinologia Reprodutiva,* 10(2): 146153

Motashaw, N. (1997). Root causes of maternal mortality: infancy to motherhood (Causas profundas da mortalidade materna: da infância à maternidade). *Journal of Family Welfare, 43:4-7.*

Munn, M.B., Owen, J. e Vincent, R. (2001). Comparação de dois regimes de ocitocina para prevenir a atonia uterina no parto por cesariana: A randomized controlled trial. Obstetrics and Gynaecology, 98: 386-390

Neal, M. D., James, L. e Fakhreddin, J. (2000). Misoprostol Therapeutics Revisited (Terapêutica do Misoprostol Revisitada). Publicações de Farmacoterapia, 2001;21(1)

Ng, P.S., Chan, A.S., Sin, W.K., Tang, L.C., Cheung, K.B. e Yuen, P.M. (2001). A Multicentre randomized controlled trial of oral misoprostol and i.m. syntometrine in the management of the third stage of labour. *Human Reproduction,* 16: 31-35.

Ngai, S.W., Tang, O.S., Lao, T., Ho, P.C. e Ma, H.K. (1995). Oral misoprostol versus placebo para dilatação cervical antes da aspiração a vácuo no primeiro trimestre de gravidez. *Reprodução Humana,* 10:1220-1222

Nordstrom, L., Fogelstam, K. e Fridman, G., (1997). Routine oxytocin in the third stage of labor: a placebo controlled randomized trial. *British Journal of Obstetrics and Gynaecology,* 104 (7): 781-786

Norman, J.E., Thong, K.J. e Baird, D.T. (1991). Uterine contractility and induction of abortion in early pregnancy by misoprostol and mifepristone. *Lancet,* 338: 1233-1236

O'Brien, P. e El-Refaey, H. (1997). The management of the third stage of labor using misoprostol in low risk women. *Contemporary* Review of *Obstetrics and Gynaecology,* 9(1): 2732.

O'Brien, P., El-Refaey, H. e Gordon, A.A.A. (1998). Misoprostol administrado por via rectal para o tratamento da hemorragia pós-parto que não responde à ocitocina e à ergometrina. *Obstetrics and Gynaecology,* 92(2): 212-214

Odeniyi, M. A., Adegoke, O. A., Ibitayo, O. B. e Jaiyebo, K. T. (2006). Paracetamol Generics; Um Estudo Comparativo in-vitro. *Jornal de Farmácia da África Ocidental,* 19(1): 19-23.

Ohkuchi, A., Onagawa, T. e Usui, R. (2003). Effect of maternal age on blood loss during parturition: a retrospective multivariate analysis of 10,053 cases. *Jornal de Medicina Perinatal*, 31:209-215

Okogbenin, S.A., Gharoro, E.P., Otoide, V.O. e Okonta, P.I. (2003). Obstetric hysterectomy: fifteen years' experience in a Nigerian tertiary centre. *Jornal de Obstetrícia e Ginecologia,* 23:356-359

Oleen, M.A. e Mariano, J.P.(1990). Controlo da hemorragia pós-parto atónica refractária com

Solução estéril de hemabato. *American Journal of Obstetrics and Gynaecology,* 162: 205-208

Olesen, A.W., Westergaard, J.G., e Olsen, J. (2003). Complicações perinatais e maternas relacionadas com o parto pós-termo: um estudo nacional baseado em registos, 1978-1993. *American Journal of Obstetrics and Gynaecology*, 189: 222-227

Orioli, I.M. e Castilla, E.E. (2000). Epidemiological assessment of misoprostol teratogenicity (Avaliação epidemiológica da teratogenicidade do misoprostol). *British Journal of Obstetrics and Gynaecology,* 107: 519-523

Organização Pan-Americana da Saúde (2004). Mortalidade materna e infantil entre os povos indígenas das Américas. Healing our spirit worldwide: newsletter for indigenous people, vol. 2.

Comentário do revisor do painel nº 1, 5/2000.

Comentário do revisor do painel nº 2, 5/2000.

Comentário do revisor do painel nº 5, 5/2000.

Parker, S.L. e Schimmer, B.P. (2006). Hormonas hipofisárias e as suas hormonas libertadoras hipotalâmicas. *Em* Goodman e Gilman, eds. *The Pharmacological Basis of Therapeutics,* 11th edn. Nova Iorque: McGraw Hill, 2006:1489-1510

Pastuszak, A.L., Schuler, L., Speck-Martins, C.E., Coelho, K.E., Cordello, S.M. e Vargas, F. (1998). Use of misoprostol during pregnancy and Mobius' syndrome in infants. *New England Journal of Medicine,* 338: 1881-1885

Physicians' Desk Reference. Montvale, Nova Jersey: Medical Economics, 1997.

Physicians' Desk Reference. Montvale, Nova Jersey: Medical Economics, 2002.

Plaut, M.M., Schwartz, M.L. e Lubarsky, S.L. (1999). Rutura uterina associada ao uso de misoprostol em pacientes grávidas com uma cesariana anterior. *American Journal of Obstetrics and Gynaecology,* 180: 1535-1542. S166

Potts, M. e Campbell, M. (2004). Três encontros e menos funerais - misoprostol na hemorragia pós-parto. *Lancet,* 364: 1110-1111

Prata, N. e Gerdts, C. (2010). Medição da perda de sangue pós-parto. *British Medical Journal* 2010; 340:c555.

Prendiville W, Elborn D. (1989) Cuidados durante a terceira fase do trabalho de parto. *In*: Chalmers I, Enkin M, Keirse MJNC, editores. Effective care in pregnancy and childbirth, vol I. Oxford: Oxford University Press; 1989. p. 1145-1169

Prendiville, W.J. (1996). The prevention of postpartum hemorrhage-optimizing routine management of the third stage of labor. *European Journal of Obstetrics & Gynecology and Reproductive Biology,*

69: 19-24

Prendiville, W.J., Elbourne, D.R. e McDonald, S. (1997). Gestão ativa versus expetante da terceira fase do trabalho de parto. In: Neilson JP, Crowther CA, Hodnett E, et al., editores. Pregnancy and childbirth module of the Cochrane database of systematic reviews. The Cochrane Collaboration: edição 1. Oxford: Update Software; 1997

Prendiville, W.L., Harding, J.E. e Elbourne, D.R. (1988). The Bristol third stage trial: active versus physiological management of the third stage of labor. *British Medical Journal,* 297: 12951300

Pritchard, J.A., Baldwin, R.M. e Dickey, J.C. (1962). Blood volume changes in pregnancy and the puerperium II. Red blood cell loss and changes in apparent blood volume during and following vaginal delivery, cesarean section, and cesarean section plus total hysterectomy.

American Journal of Obstetrics and Gynaecology, 84: 1272-1282

Ramsey, P.S., Ramin, K.D. e Bradle, S.S. (1999). O misoprostol rectal na prevenção da hemorragia pós-parto [carta ao editor]. *American Journal of Obstetrics and Gynaecology,* 6 (pt 1): 1601

Rath, W., Theobald, P., Kuhnle, H., Kuhn, W., Hilgers, H. e Weber, L. (1982). Changes in collagen content of the first trimester cervix uteri after treatment with prostaglandin F2 alpha gel. *Archives of Gynecolology and Obstetric articles,* 231: 107-110

Ratnam, S.S., Viegas, O.A.C. e Singh, K. (1989). Magnitude e causas da mortalidade materna como base para a sua prevenção. *In*: Kassel E, Awan AK, editores. Maternal and child care in developing countries. Zurique, Suíça: Ott Publishers; 1989. p. 80-90.

Ringrose, C.A.D. (1962). O uso obstétrico da cravagem. *Jornal da Associação Médica Canadiana.* 87: 712-714

Robert, A., Nezamis, J.E. e Phillips. (1967). Inibição da secreção gástrica por prostaglandinas.

American Journal of Digestive Diseases, 12: 1073-1076

Roberts, C.L., Algert, C.S. e March, L.M. (1994) Delayed childbearing - are there any risks? *Jornal Médico da Austrália,* 160:539-544

Rogers, J., Wood, J., McCandlish, R. (1998). Active versus expectant management of third stage of labor: the Hinchingbrooke randomized trial. *Lancet,* 351 (9104): 693-699

Rooney, C. (1992). *Antenatal Care and Maternal Health (Cuidados pré-natais e saúde materna): How Effective is it?* Genebra: Organização Mundial de Saúde.

Royal College of Obstetricians and Gynaecologists (Colégio Real de Obstetras e Ginecologistas). (2004). Porque é que as mães morrem 2000-2002. Confidential enquiry into maternal and child health

(Inquérito confidencial sobre a saúde materna e infantil). London: *The Royal College of Obstetricians and Gynaecologists Press.*

Sai, F.T. (1987). A iniciativa da maternidade segura: um apelo à ação. *Boletim Médico da Federação Internacional de Planeamento Familiar.* 21(3): 1 -2

Sanborn, B.M., Dodge, K., Monga, M., Qian, A., Wang, W. e Yue, C. (1998). Molecular mechanisms regulating the effects of oxytocin on myometrial intercellular calcium. *Advance Experimental Medical Biology*, 449:277-286

Schaff, E.A., DiCenzo, R. e Fielding, S.L. (2005). Comparação da concentração plasmática de misoprostol após administração bucal e sublingual. *Contraception,* 71: 22-25.

Selo-Ojeme, D.O. (2002). Primary postpartum haemorrhage. *Jornal de Obstetrícia e Ginecologia,* 22: 463-469

Selo-Ojeme, D.O. e Okonofua, F.E. (1997). Factores de risco para hemorragia pós-parto primária. Estudo de controlo de casos. *Arch Gynecol Obstet* : 259: 179-187

Senior, J., Marshall, K. e Sangha, R. (1993). Caracterização in vitro dos receptores de prostanóides no miométrio humano durante a gravidez de termo. *British Journal of Pharmacology,* 108: 501-506.

Shannon, C., Brothers, P., Philip, N.M. e Winikoff, B. (2004). Infection after medial abortion: a review of the literature (Infeção após aborto medicamentoso: uma revisão da literatura). *Contraception,* 70: 183-190

Society of Obstetricians and Gynecologists of Canada, (2002). Manual do curso "Advances in labour and risk management" (ALARM), 9ª ed., Ottawa: Society Obstetricians and Gynecologists of Canada. Ottawa: Society of Obstetricians and Gynecologists of Canada (Sociedade de Obstetras e Ginecologistas do Canadá).

Sorbe, B. (1978) Active pharmacologic management of the third stage of labor. A comparison of oxytocin and ergometrine. *Obstetrics and Gynaecology,* 52(6): 694-697

Starrs, A. (1997). *The Safe Motherhood Agenda: Priorities for the Next Decade.* Nova Iorque: Inter-Agency Group for Safe Motherhood, Family Care International.

Stones, R.W., Paterson, C.M. e Saunders, N.J. (1993). Risk factors for major obstetric haemorrhage. *European Journal of Obstetrics, Gynaecology and Reproductive Biology,* 48:15- 18

Surbek, D.V., Fehr, P.M. e Hosli, I. (1999). Oral misoprostol for third stage of labor; a randomized placebo-controlled trial. *Obstetrics and Gynaecology,* 94(2): 255-258

Takahashi, K. (1980). Uterine contractility and oxytocin sensitivity in preterm, term, and postterm pregnancy (Contração uterina e sensibilidade à oxitocina na gravidez pré-termo, a termo e pós-termo). *American Journal of Obstetrics and Gynecology*, 136(6): 774-779

Tang, O.S., Gemzell-Danielsson, K. e Ho, P.C. (2007). Misoprostol: Perfis farmacocinéticos, efeitos no útero e efeitos secundários. *Jornal Internacional de Ginecologia e Obstetrícia*; 99, S160-S167

Tang, O.S., Lau, W.N.T., Chan, C.C.W. e Ho, P.C. (2004). A prospective randomized comparison of sublingual and vaginal misoprostol in second trimester termination of pregnancy. *British Journal of Obstetrics and Gynaecology,* 111: 1001-1005

Tang, O.S., Schweer, H., Seyberth, H.W., Lee, S.W.H. e Ho, P.C. (2002). Pharmacokinetics of different routes of administration of misoprostol (Farmacocinética de diferentes vias de administração de misoprostol). *Human Reproduction,* 17: 332-336

Taylor, L. R., I. P. Woiwod, e J. N. Perry. (1978). A dependência da densidade do comportamento espacial e a raridade da aleatoriedade. *Journal of Animal Ecology.* 47:2; 383-406. http://www.jstor.org/pss/3790. Data de navegação; 22 / março / 2011

Tew, M. (1990). *Safer Childbirth. A Critical History of Maternity Care.* Londres: Chapman and Hall.

The World Gazetteer, (2007). http://www.gazetteer.de/wg.php158. Data de consulta; 22nd / março/2011

Tsu, V.D. (1993). Hemorragia pós-parto no Zimbabué: uma análise dos factores de risco. *British Journal of Obstetrics and Gynaecology* ,100:327-333

Turmen, T. (1996). Maternidade segura: um problema global. *In*: Relatório de um simpósio sobre prevenção e tratamento da anemia na gravidez e hemorragia pós-parto. Organização Mundial de Saúde. Zurique, 1996. p. 1-13.

Declaração do Milénio das Nações Unidas. (2004). Nova Iorque: Estados Unidos e Índia. *The International Journal of Fertility and Women's Medicine,* 2004: 49:91-96

Farmacopeia dos Estados Unidos (2000). Incorporação da Convenção da Farmacopeia dos Estados Unidos.

United States Pharmacopoeia (2002) 24 NF 19 Incorporação da Convenção da Farmacopeia dos Estados Unidos.

USP Obstetrics and Gynecology Expert Advisory Panel Consensus on revision of misoprostol for prevention of postpartum hemorrhage, 6/2001.

Uvnas Moberg, K. (2003). O fator ocitocina: Tapping the hormone of calm, love, and healing. Cambridge, MA: Da Capo Press

Van Dongen, P.W., Van Roosmalen, J. e De Boer, C.N. (1991). Oxytocics for the prevention of post-partum haemorrhages. A review. *Pharmaceutisch Weekblad. Edição científica (Utrecht),* 13: 238-243

Van Selm, M., Kanhai, H.H. e Keirse, M.J. (1995). Preventing the recurrence of atonic postpartum hemorrhage: a double-blind trial (Prevenção da recorrência de hemorragia pós-parto atónica: um ensaio em dupla ocultação). *Ata Obstetrics and Gynaecology Scand.* 74(4): 270-274

Vogel, D., Burkhardt, T., Rentsch, K., Schwee, H., Watzer, B. e Zimmermann, R. (2004). Misoprostol versus metilergometrina: farmacocinética no leite humano. *American Journal of Obstetrics and Gynaecology,* 191: 2168-2173.

Walley, R.L., Wilson, J.B. e Crane, J.M.G. (2000). A double-blind placebo controlled randomised trial of misoprostol and oxytocin in the management of the third stage of labour. *British Journal of Obstetrics and Gynaecology,* 107: 1111-5. (J)

Walraven, G., Blum, J., Dampha, Y., Sowe, M., Morison, L. e Winikoff, B., (2005). Misoprostol na gestão da terceira fase do trabalho de parto no contexto do parto domiciliário na Gâmbia rural: um ensaio aleatório controlado. *British Journal of Obstetrics and Gynaecology,* 112: 1277-1283

Waters, E.G. (1952). Surgical management of postpartum hemorrhage with particular reference to ligation of uterine arteries (Tratamento cirúrgico da hemorragia pós-parto com particular referência à ligadura das artérias uterinas). *American Journal of Obstetrics and Gynaecology,* 64: 1143-1148.

Watkinson G, Hopkins A, Akbar F.A. (1988). A eficácia terapêutica do misoprostol na doença da úlcera péptica. *Postgrad Medical Journal;* 64(suppl 1): 60-77.

Weeks, A.D., Alfirevic, Z., Faundes, A., Hofmeyr, J., Safar, P. e Wing, D. (2007). Misoprostol para indução do trabalho de parto com um feto vivo. *International Journal of Gynaecology and Obstetrics,* 99: S194-S197.

OMS, (1992). Saúde Reprodutiva: A Key to a Brighter Future. (eds) Khanna, J., Van Look, P. e Griffin, P. Genebra: Organização Mundial de Saúde.

OMS, (1997). Cobertura dos cuidados de maternidade: A Listing of Available Information. 4.ª ed.

RHT/MSM/96.28. Genebra.

OMS, (1998). Pacote Mãe-Bebé. OMS/RHT/MSM/94.11.Rev1.Genebra.

OMS, (2000). Managing Complications in Pregnancy and Childbirth: A Guide for Midwives and Doctors (Guia para parteiras e médicos). Genebra.

OMS, (2001). Como desenvolver e implementar uma política nacional de medicamentos. Casa de documentação sobre medicamentos da OMS. http://apps.who.int/medicinedocs/en/d/Js2283e/5.5.5.html#Js2283e.5.5.5

Data de navegação: 21/março/2011

OMS, (2004). Mortalidade materna em 2000. Estimativas elaboradas pela OMS, UNICEF e UNFPA; Genebra, Suíça.

OMS (2004). Skilled attendants vital to saving lives of mothers and newborns, Genebra, Suíça.

OMS, (2005). Fazer com que todas as mães e crianças contem. O relatório mundial sobre a saúde. Genebra, Suíça7 Imprensa da OMS.

OMS, (2006). World Health Report 2005-Make every mother and child count. Genebra: Organização Mundial de Saúde.

OMS, (2007). Diretrizes para a prevenção da hemorragia pós-parto. Genebra: Organização Mundial de Saúde.

OMS, (2010). Estimativas de Mortalidade Materna Interagências 1990 - 2008: métodos e resultados. http://www.who.int/reproductivehealth/topics/monitoring/MME2008_ presentation.pdf. Genebra.

Data de navegação: 20th fevereiro, 2011.

Banco Mundial, (1993). Relatório sobre o desenvolvimento mundial de 1993. Investir na saúde. Oxford University Press, Nova Iorque.

Windrim, R., Bennet, K. e Mundle, W. (1997). Administração oral de misoprostol para indução do trabalho de parto: um ensaio aleatório controlado. *Obstetrícia e Ginecologia,* 89: 392-397

Yaegashi, N., Miura, M., Okamura, K. (1999). Enfarte agudo do miocárdio associado à administração de alcalóides da cravagem do centeio no pós-parto. *International Journal of Gynaecology and Obstetrics,* 64(1): 67-68

Yuen, P.M., Chan, N.S. e Yim, S.F. (1995). A randomized double blind comparison of syntometrine and syntocinon in the management of the third stage of labor. *British Journal of Obstetrics and Gynaecology,* 102(5): 377-380

Zieman, M., Fong, S.K. e Benonitz, N.L. (1997). Cinética do misoprostol com administração oral ou vaginal. *Obstetrícia e Ginecologia,* 90: 88-92

APÊNDICES

PROFORMA; ESTUDO COMPARATIVO DA EFICÁCIA DE DROGAS UTERO-TÓNICAS

(Oxitocina IV 10UI e Misoprostol Oral 600μg)

NA PREVENÇÃO DA HEMORRAGIA PÓS-PARTO

Iniciais -------------------N.º de hospital ---------Idade --------Tribo --------------------------

Formação académica ---Profissão ------------------------------

Número de partos -------------------Número de abortos ------------------- Morada -----------------

Último período menstrual (DUM) -------------Último parto/aborto ----------------- Última desparasitação ------------------------------------

Idade gestacional -------------------Data prevista do parto (EDD) ------------------------Data de Parto : **Pré-termo [ ]; Pós-termo [ ]**

DATA DA MEDICAÇÃO --

TEMPO --

A) Medidas de resultados primários

Assinatura/Data1- Ocorreu HPP (>500MLS); sim[ ]

Não[ ] A1

2- Se sim, causa da HPP; U. Atonia[ ]; V. laceratio[ ]; C. laceração[ ] U.rutura[ ];

Inversão da U.[ ]; Retenção da placenta[ ] A2

8) Medidas de resultado secundárias

1- Estimativa de perda de sangue; ---------------------

B1

2- Nível de hemoglobina; a] a 49th semana ----------b] a 24th hora após entrega -------------------- B2

3- Houve necessidade de oxitócicos adicionais? Sim[ ] Não[ ]. Nome do medicamento adicional

B3

4- Foi necessária uma transfusão de sangue? Sim[ ] Não[ ]. Quantidade de sangue transfundido -

B4

5- Houve necessidade de intervenção cirúrgica? Sim[ ] Não[ ].

B5

6- Efeitos adversos; diarreia[ ], dor abdominal[ ], dispepsia[ ], flatulência[ ], náuseas[ ], vómitos[ ].contratilidade uterina[ ], erupções cutâneas[ ], tremores[ ],

dor de cabeça[ ], tonturas[ ],

hipotensão[ ], febre[ ]retenção da placenta[ ], inversão uterina[ ],

avulsão do cordão umbilical[ ] B6

7- O tratamento é aceitável para os pacientes? Sim[ ] Não[ ]. Motivo(s) pelo(s) qual(is) disponível; ----------------------- B7

DADOS INSPECCIONADOS POR ----------VERIFICADOS POR ------------------------------

DATA -------------------------

APÊNDICE II

FORMULÁRIO DE CONSENTIMENTO PARA A PARTICIPAÇÃO NUM ESTUDO

Estudo comparativo da eficácia de dois fármacos ocitócicos (ocitocina intravenosa 10 UI e misoprostol oral 600 µg) utilizados na prevenção da Hemorragia Pós-Parto.

S/NO NOME ....

I DECLARAÇÃO DO SUJEITO

a) Tomo conhecimento que o Farmacêutico, Dr., RN, --------------------------------de o Departamento de --tem explicou-me o estudo.

b) Tomei conhecimento de que o Ministério Federal da Saúde autoriza a utilização de qualquer uma das duas estratégias de prevenção em doentes. Compreendo também que uma das duas abordagens de prevenção será escolhida para mim com base no resultado de um sorteio efectuado pelo meu prestador de cuidados. Fui informada de que os meus prestadores de cuidados estão a investigar qual das abordagens é mais vantajosa do que a outra, de modo a que a ênfase do tratamento da hemorragia pós-parto seja transferida para essa abordagem.

c) Autorizado

SIM [ ] NÃO [ ]

Data de assinatura

II DECLARAÇÃO DO PRESTADOR DE CUIDADOS

a) Declaro que expliquei a natureza e as consequências do estudo a efetuar

b) Dei ao sujeito a oportunidade de fazer perguntas e respondi-lhes.

c) O sujeito aceitou participar

Assinar data

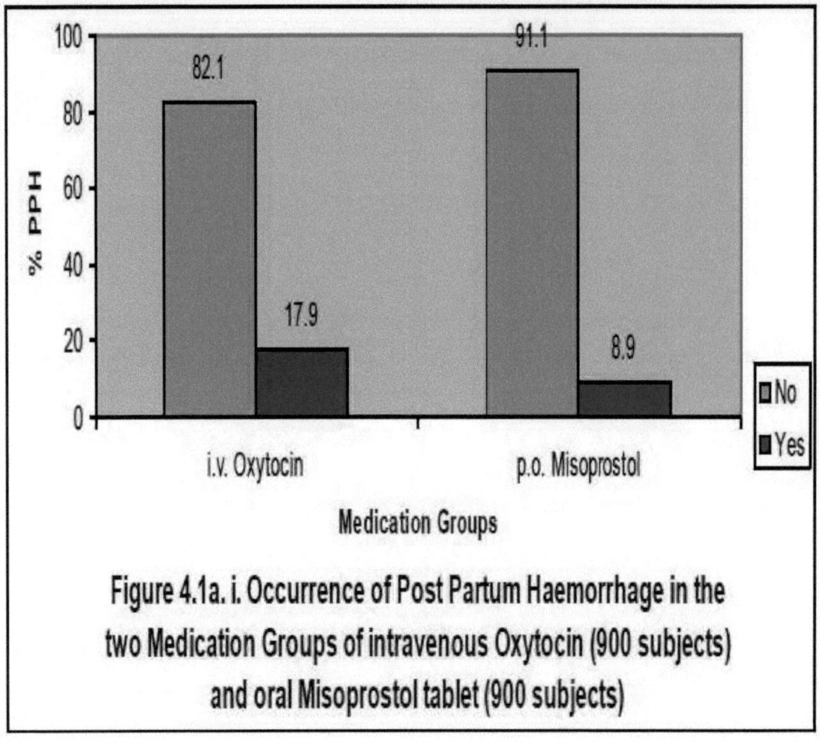

Figure 4.1a. i. Occurrence of Post Partum Haemorrhage in the two Medication Groups of intravenous Oxytocin (900 subjects) and oral Misoprostol tablet (900 subjects)

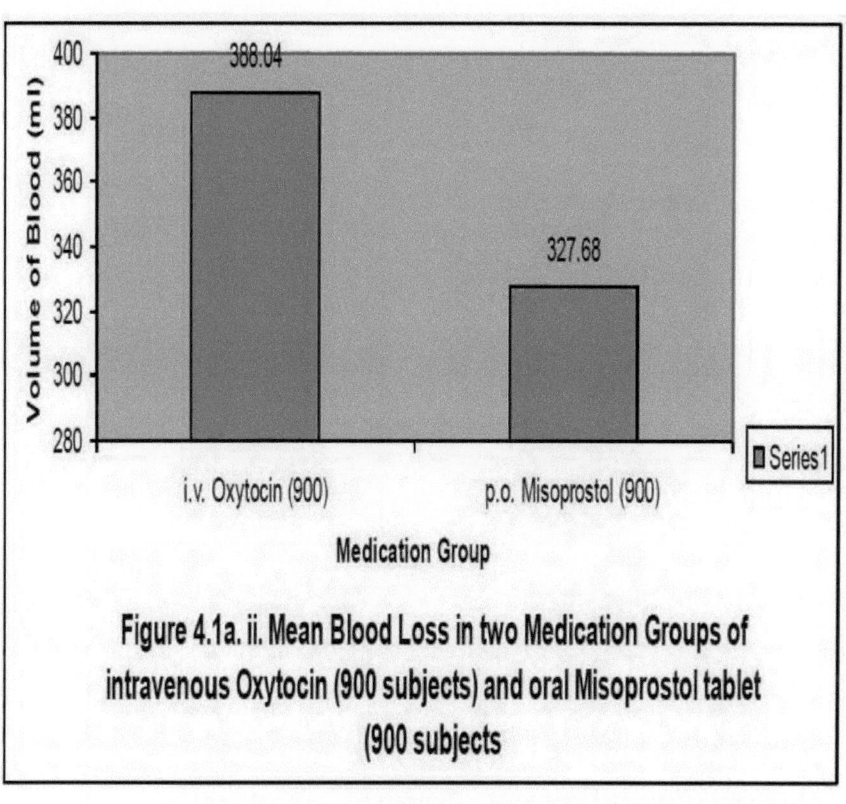

Figure 4.1a. ii. Mean Blood Loss in two Medication Groups of intravenous Oxytocin (900 subjects) and oral Misoprostol tablet (900 subjects

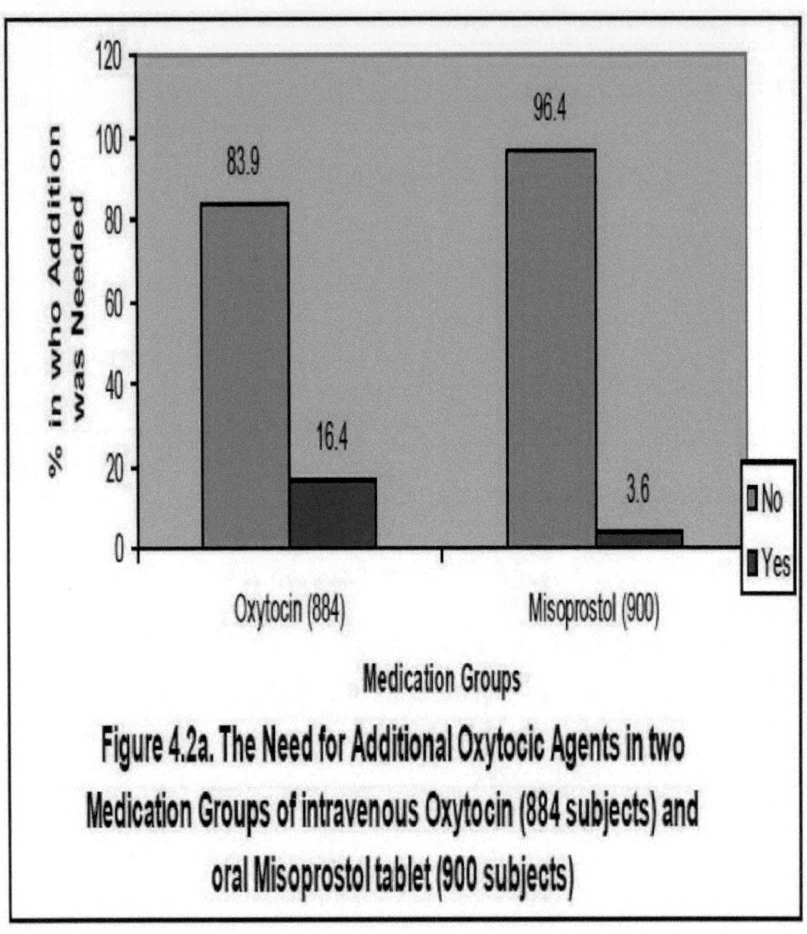

Figure 4.2a. The Need for Additional Oxytocic Agents in two Medication Groups of intravenous Oxytocin (884 subjects) and oral Misoprostol tablet (900 subjects)

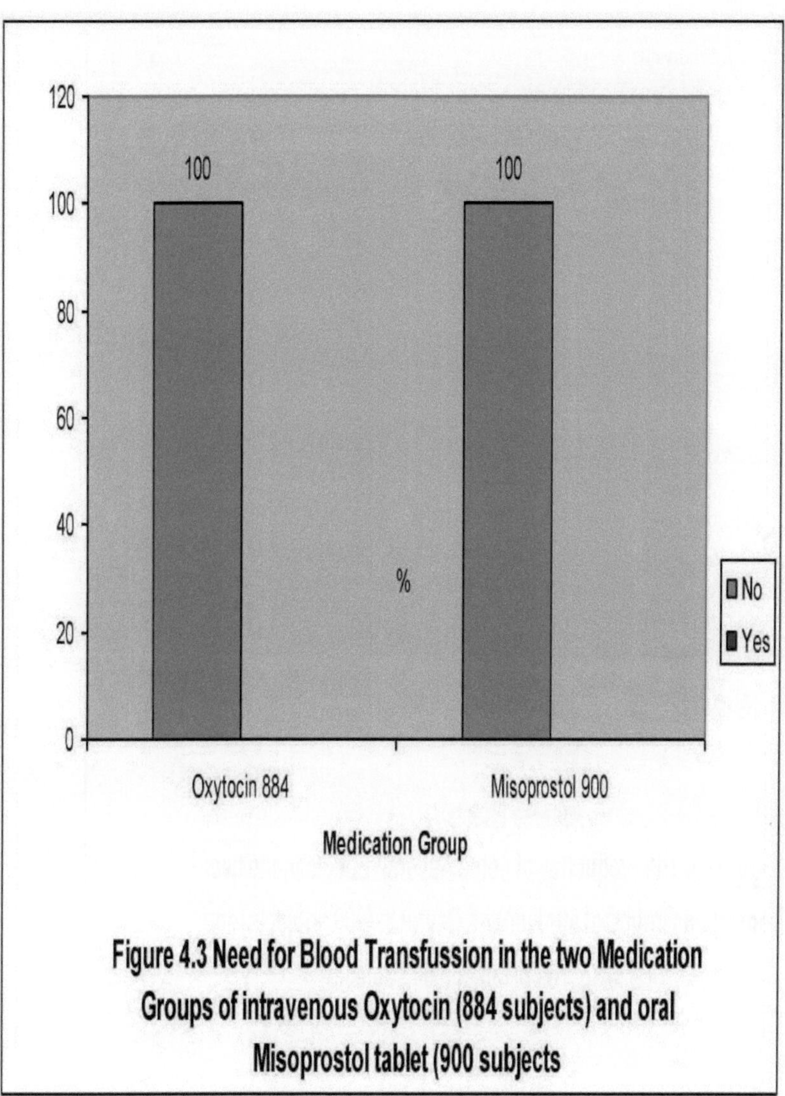

Figure 4.3 Need for Blood Transfussion in the two Medication Groups of intravenous Oxytocin (884 subjects) and oral Misoprostol tablet (900 subjects

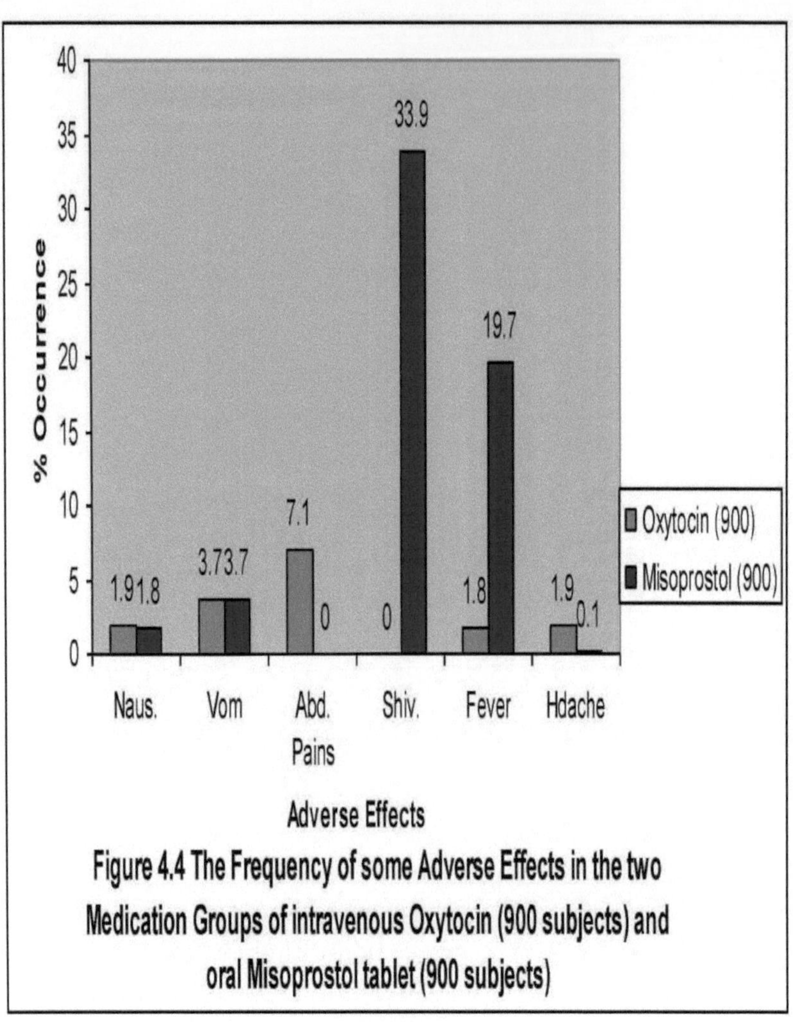

Figure 4.4 The Frequency of some Adverse Effects in the two Medication Groups of intravenous Oxytocin (900 subjects) and oral Misoprostol tablet (900 subjects)

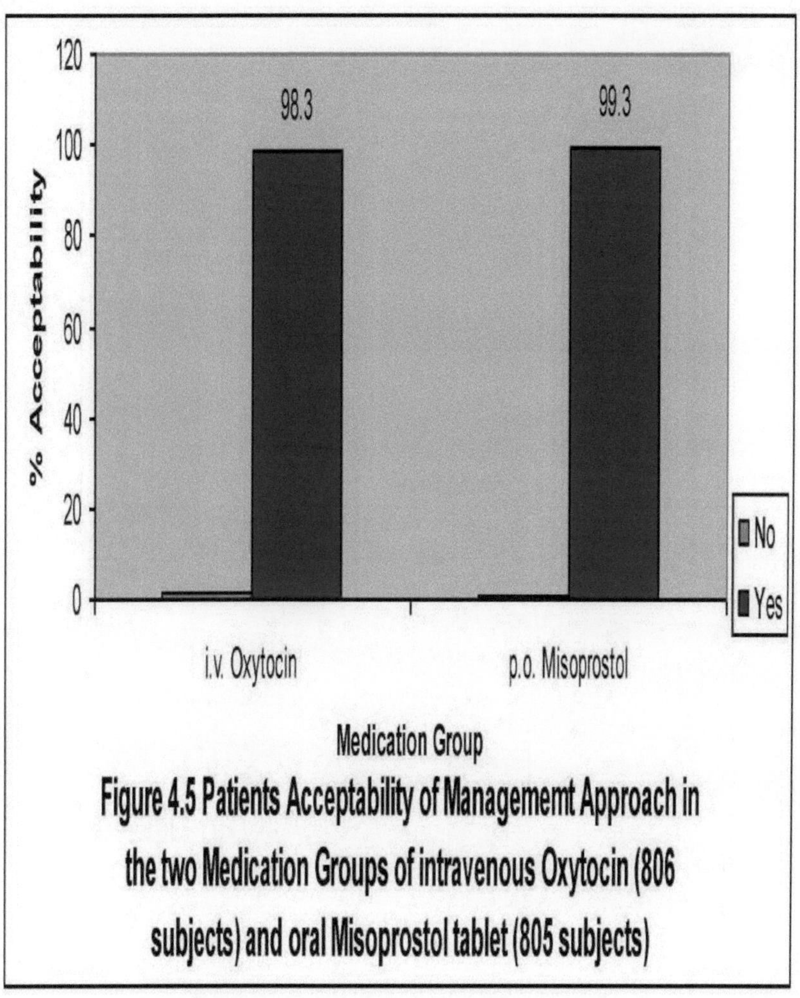

Figure 4.5 Patients Acceptability of Managememt Approach in the two Medication Groups of intravenous Oxytocin (806 subjects) and oral Misoprostol tablet (805 subjects)

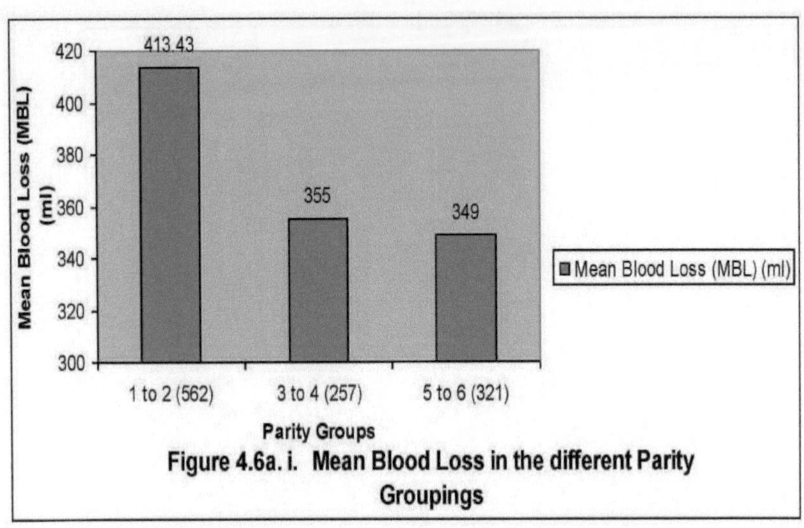

Figure 4.6a. i. Mean Blood Loss in the different Parity Groupings

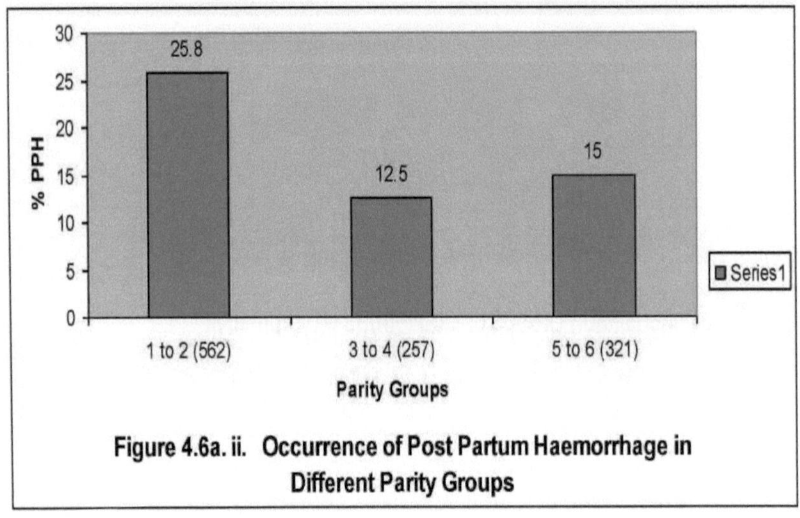

Figure 4.6a. ii. Occurrence of Post Partum Haemorrhage in Different Parity Groups

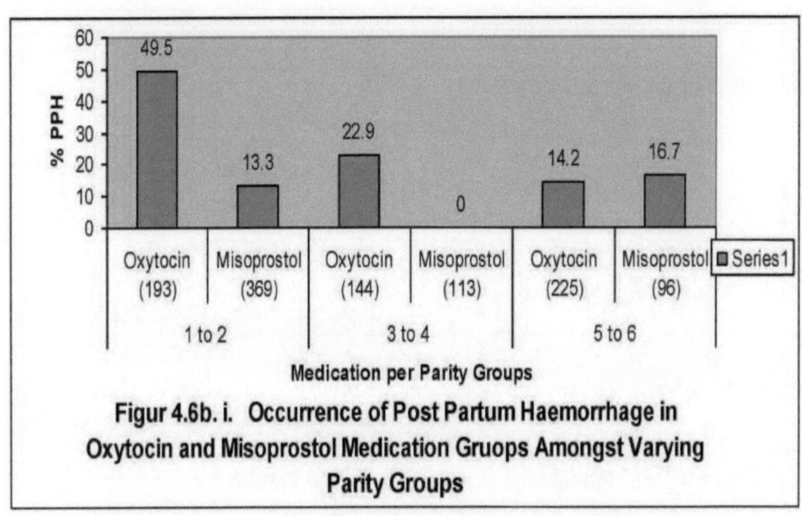

Figur 4.6b. i. Occurrence of Post Partum Haemorrhage in Oxytocin and Misoprostol Medication Gruops Amongst Varying Parity Groups

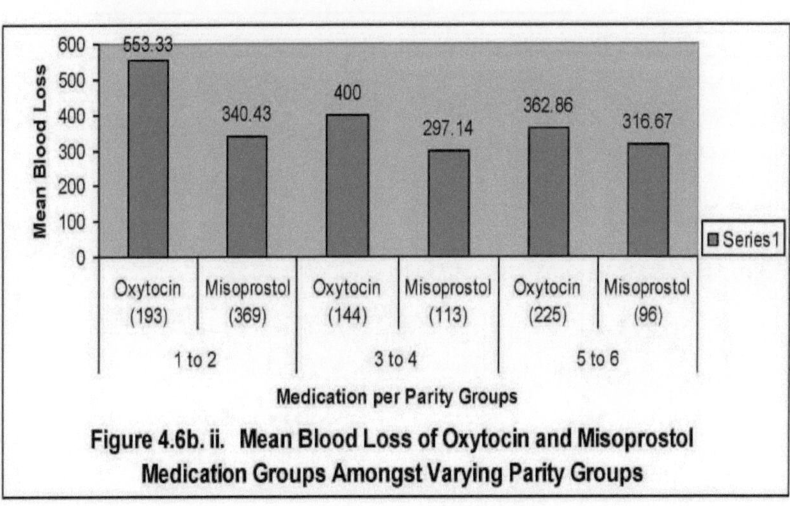

Figure 4.6b. ii. Mean Blood Loss of Oxytocin and Misoprostol Medication Groups Amongst Varying Parity Groups

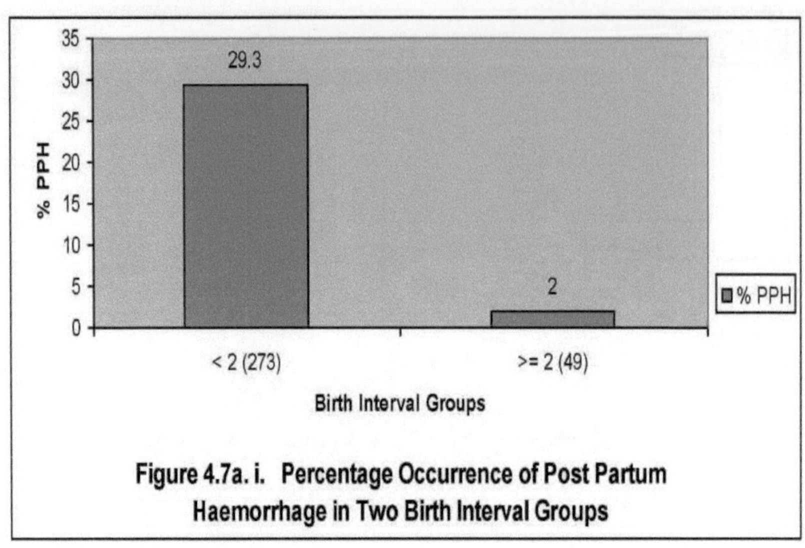

Figure 4.7a. i. Percentage Occurrence of Post Partum Haemorrhage in Two Birth Interval Groups

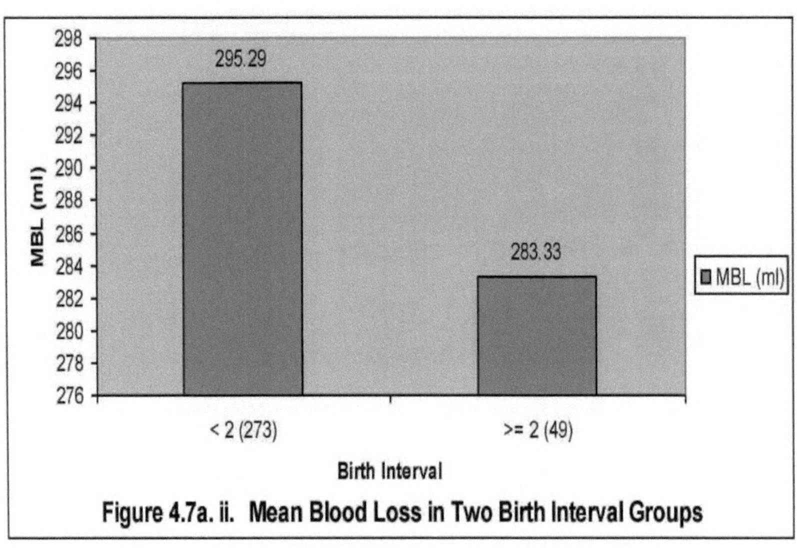

Figure 4.7a. ii. Mean Blood Loss in Two Birth Interval Groups

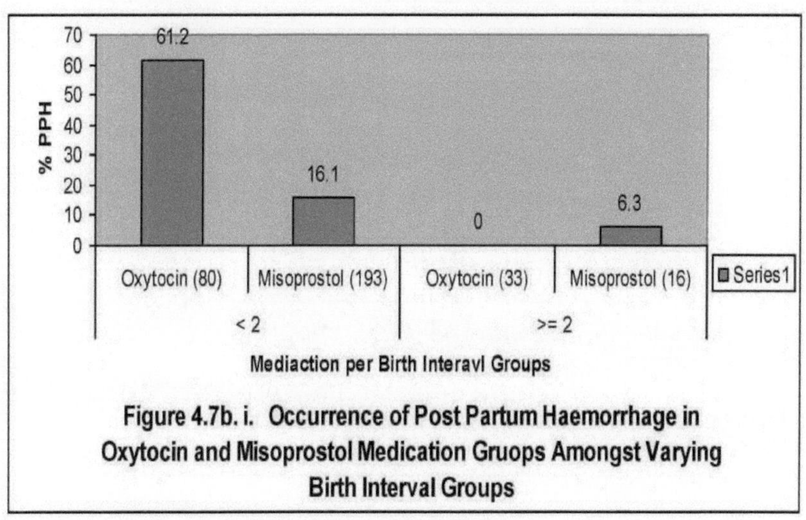

Figure 4.7b. i. Occurrence of Post Partum Haemorrhage in Oxytocin and Misoprostol Medication Gruops Amongst Varying Birth Interval Groups

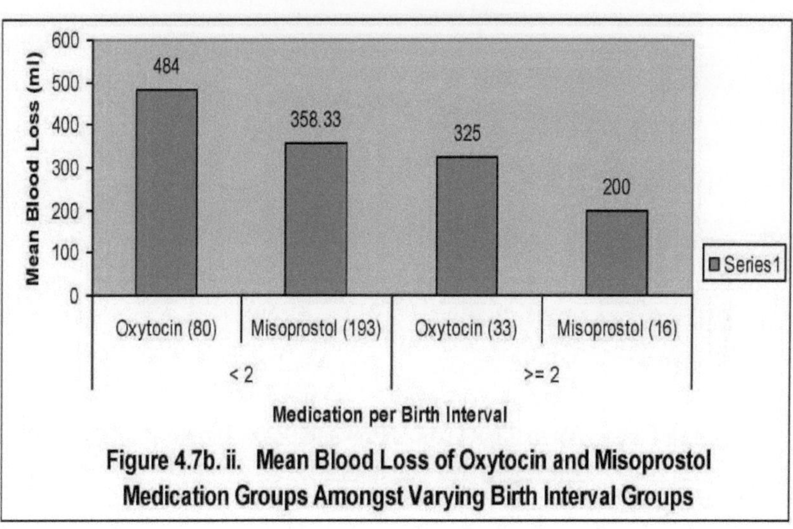

Figure 4.7b. ii. Mean Blood Loss of Oxytocin and Misoprostol Medication Groups Amongst Varying Birth Interval Groups

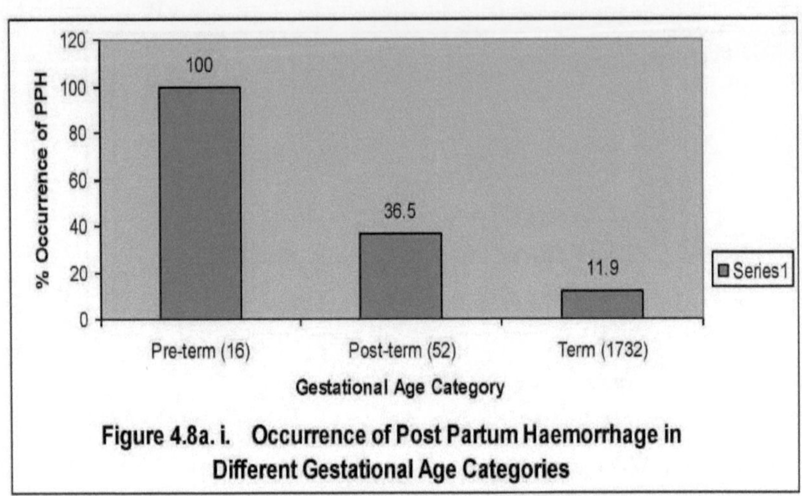

Figure 4.8a. i. Occurrence of Post Partum Haemorrhage in Different Gestational Age Categories

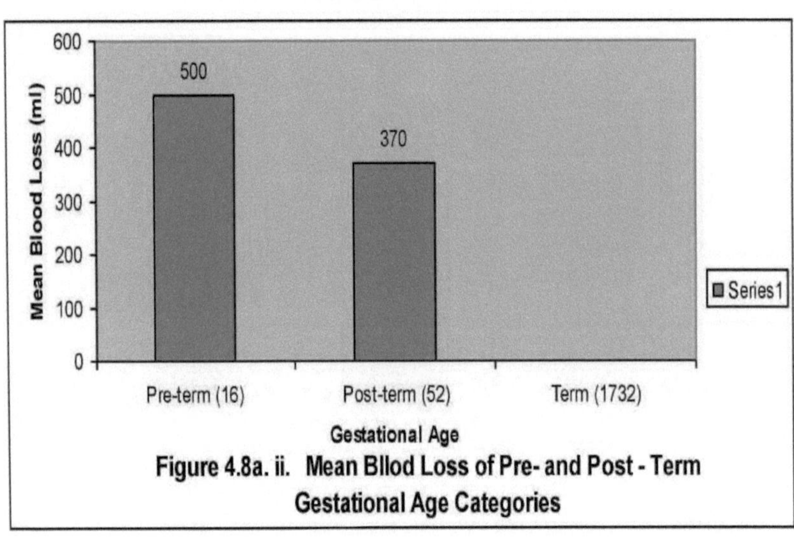

Figure 4.8a. ii. Mean Bllod Loss of Pre- and Post - Term Gestational Age Categories

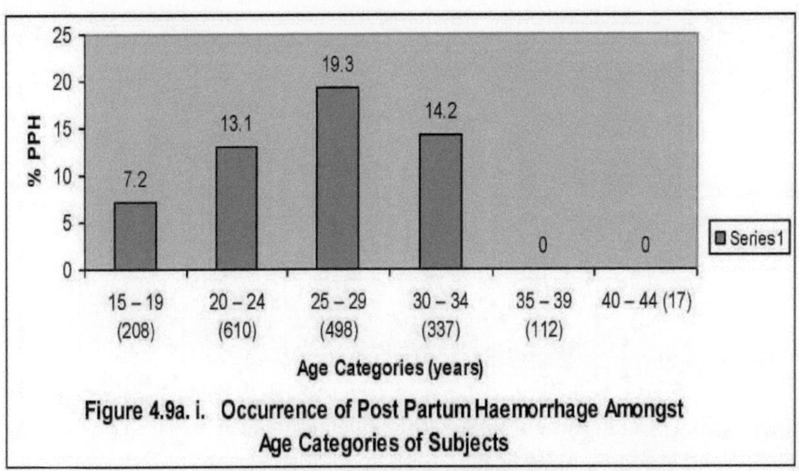

Figure 4.9a. i. Occurrence of Post Partum Haemorrhage Amongst Age Categories of Subjects

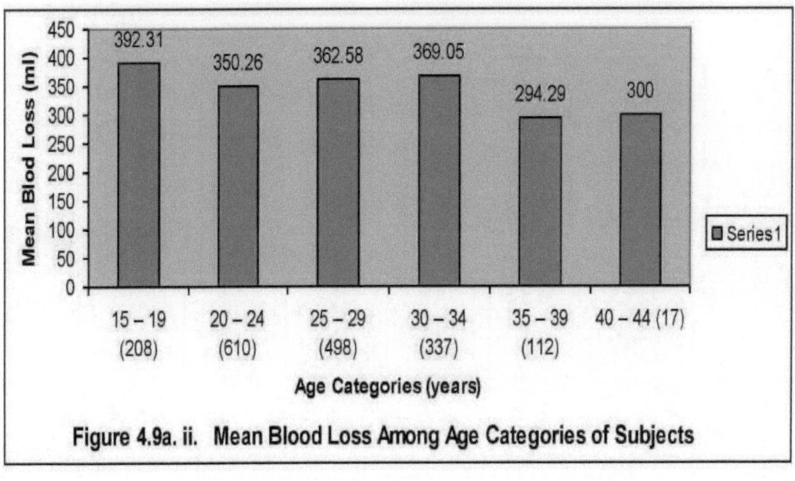

Figure 4.9a. ii. Mean Blood Loss Among Age Categories of Subjects

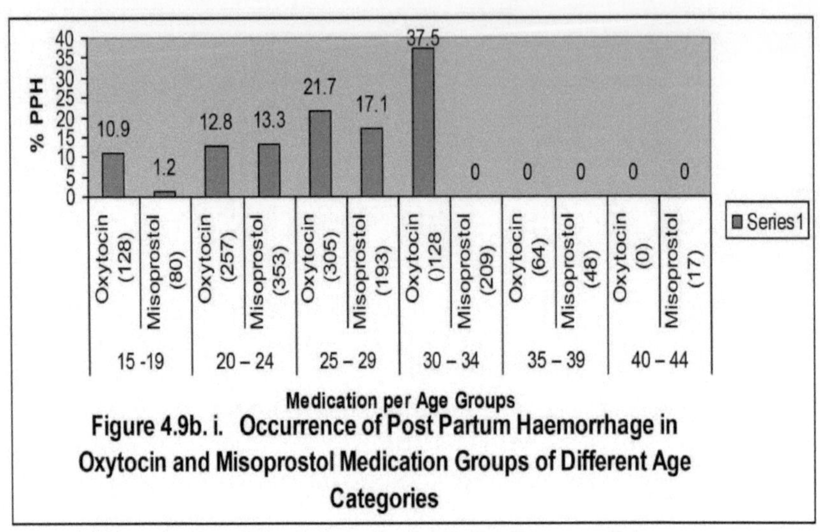

Figure 4.9b. i. Occurrence of Post Partum Haemorrhage in Oxytocin and Misoprostol Medication Groups of Different Age Categories

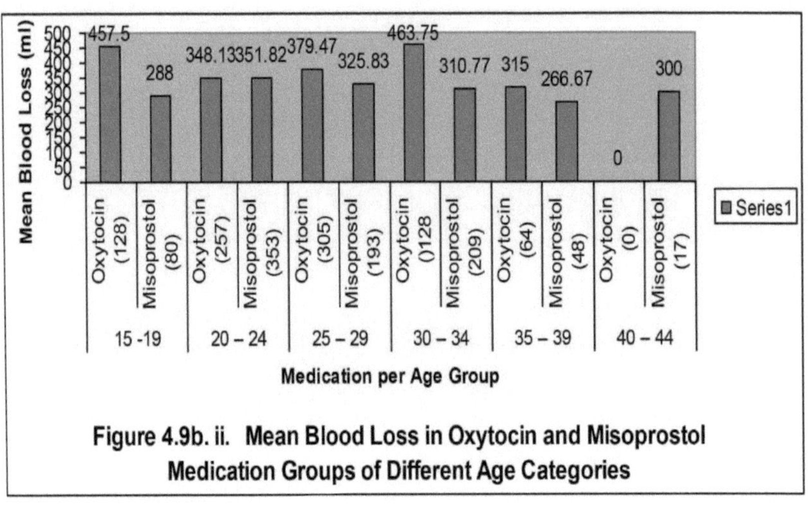

Figure 4.9b. ii. Mean Blood Loss in Oxytocin and Misoprostol Medication Groups of Different Age Categories

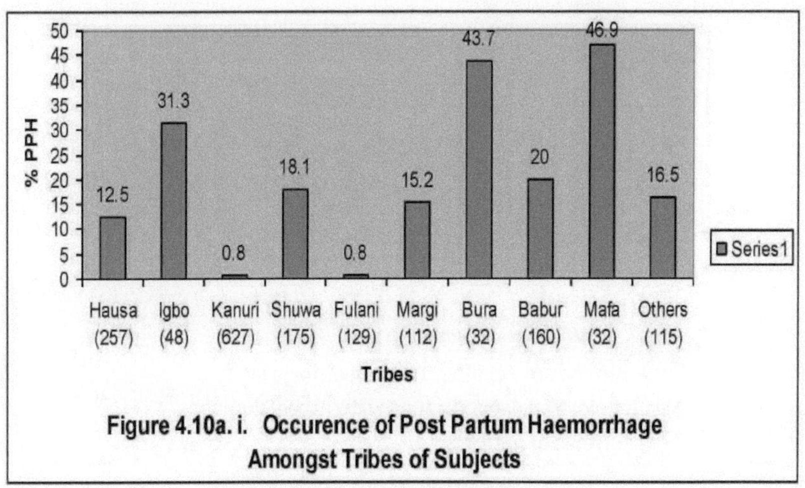

Figure 4.10a. i. Occurence of Post Partum Haemorrhage Amongst Tribes of Subjects

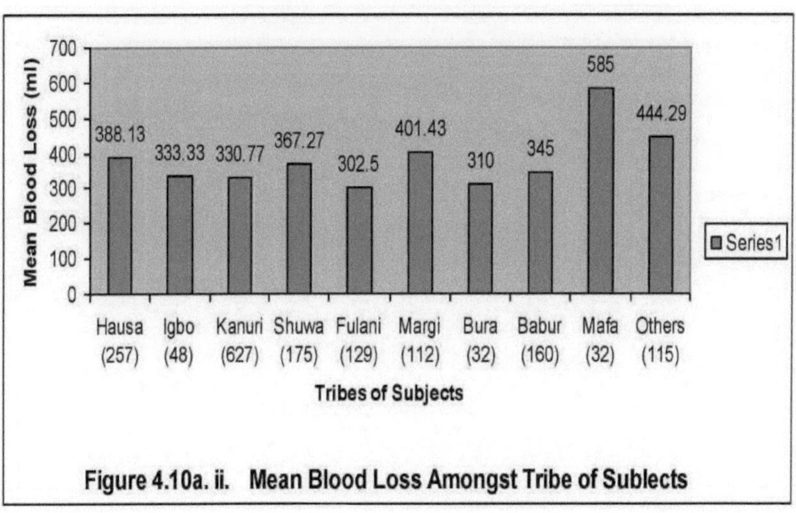

Figure 4.10a. ii. Mean Blood Loss Amongst Tribe of Sublects

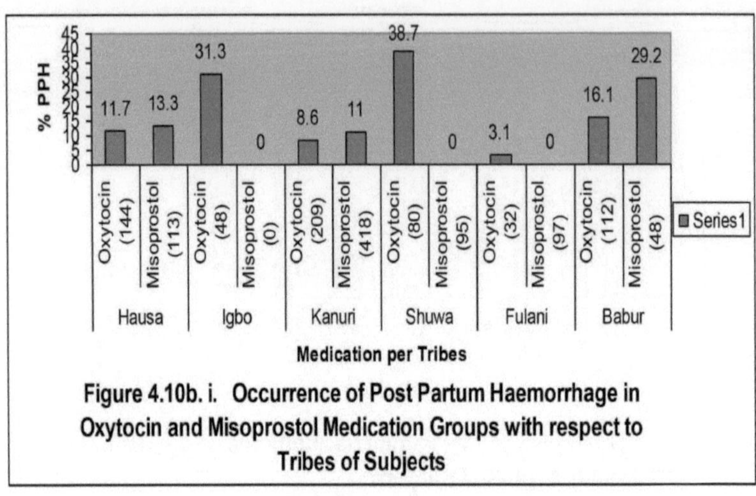

Figure 4.10b. i. Occurrence of Post Partum Haemorrhage in Oxytocin and Misoprostol Medication Groups with respect to Tribes of Subjects

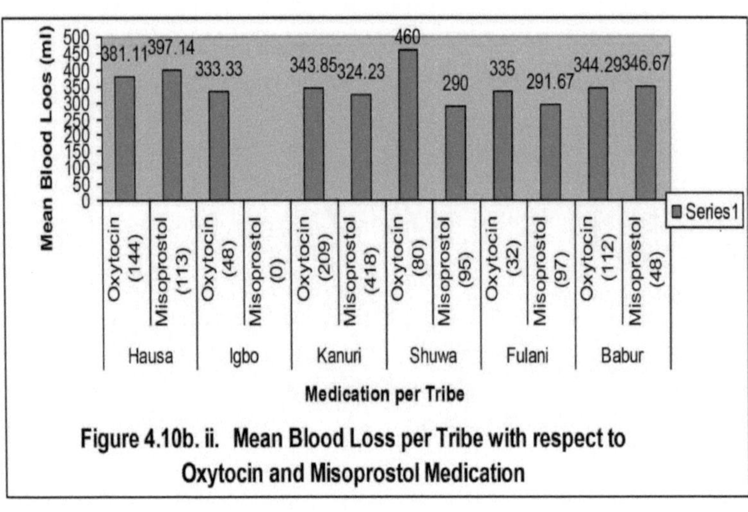

Figure 4.10b. ii. Mean Blood Loss per Tribe with respect to Oxytocin and Misoprostol Medication

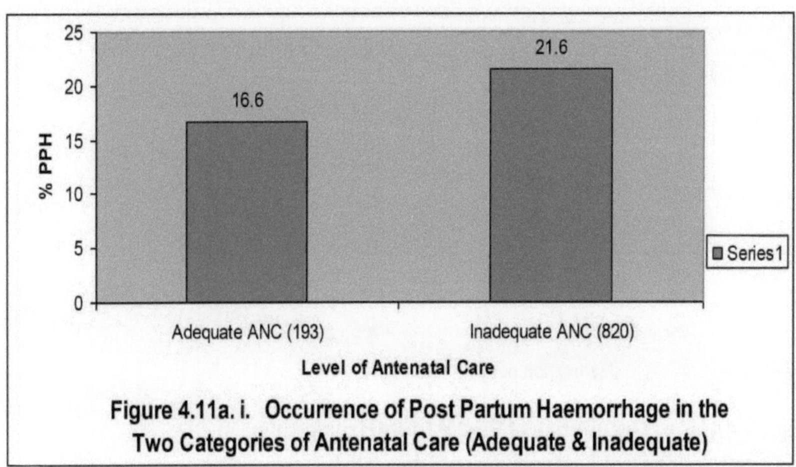

Figure 4.11a. i. Occurrence of Post Partum Haemorrhage in the Two Categories of Antenatal Care (Adequate & Inadequate)

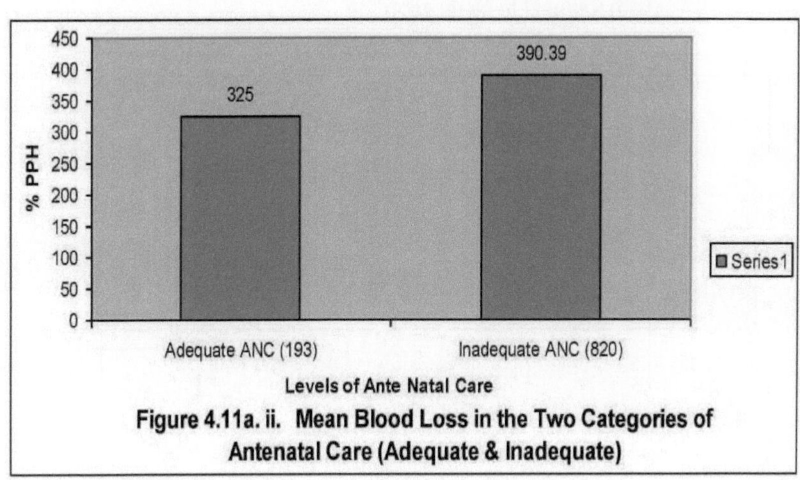

Figure 4.11a. ii. Mean Blood Loss in the Two Categories of Antenatal Care (Adequate & Inadequate)

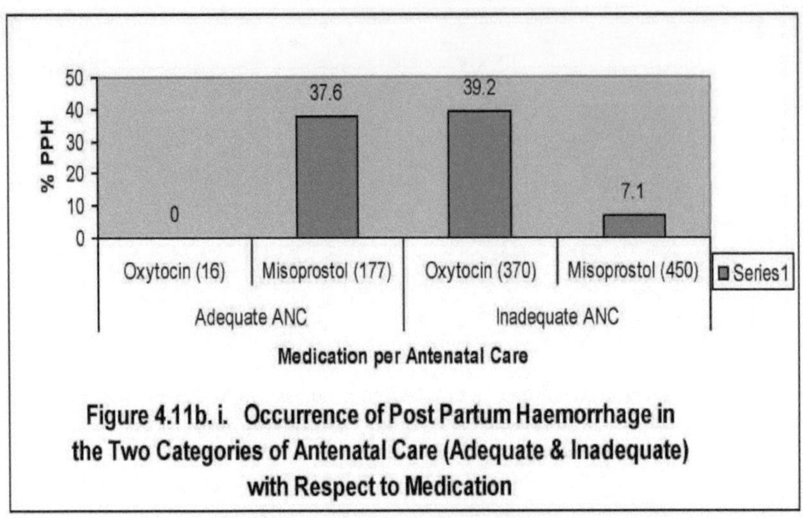

Figure 4.11b. i. Occurrence of Post Partum Haemorrhage in the Two Categories of Antenatal Care (Adequate & Inadequate) with Respect to Medication

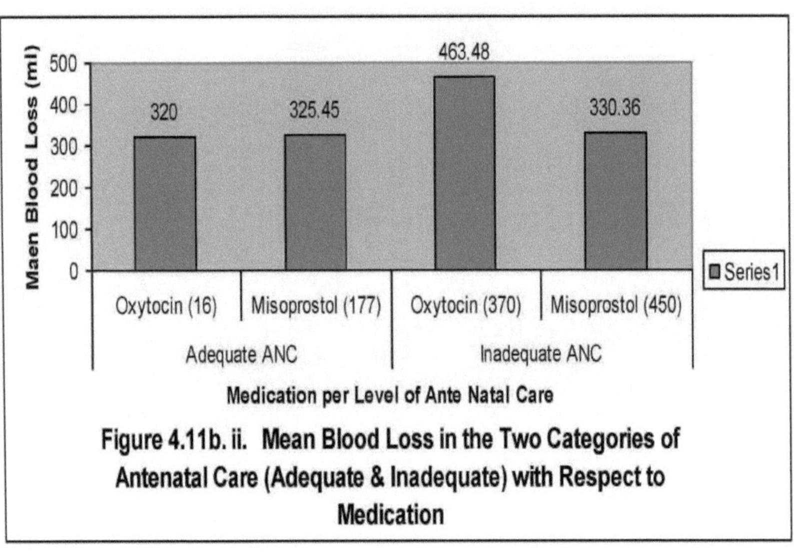

Figure 4.11b. ii. Mean Blood Loss in the Two Categories of Antenatal Care (Adequate & Inadequate) with Respect to Medication

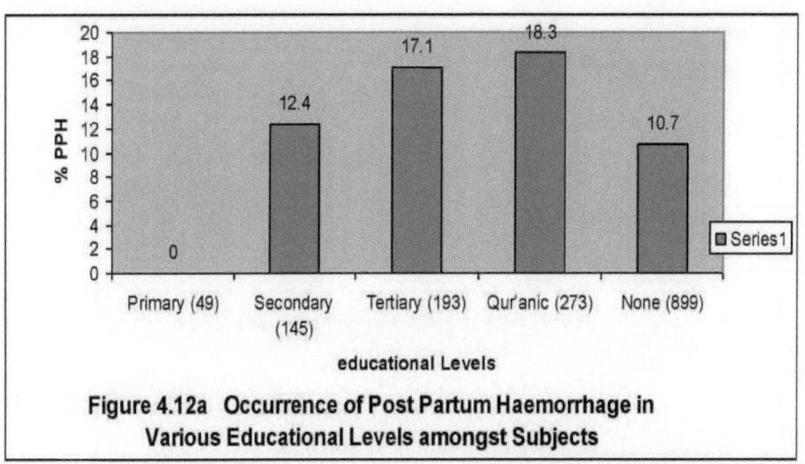

Figure 4.12a Occurrence of Post Partum Haemorrhage in Various Educational Levels amongst Subjects

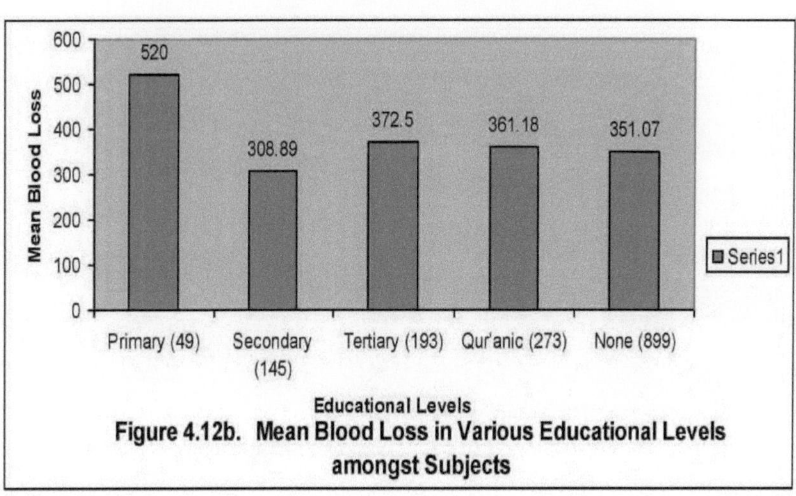

Figure 4.12b. Mean Blood Loss in Various Educational Levels amongst Subjects

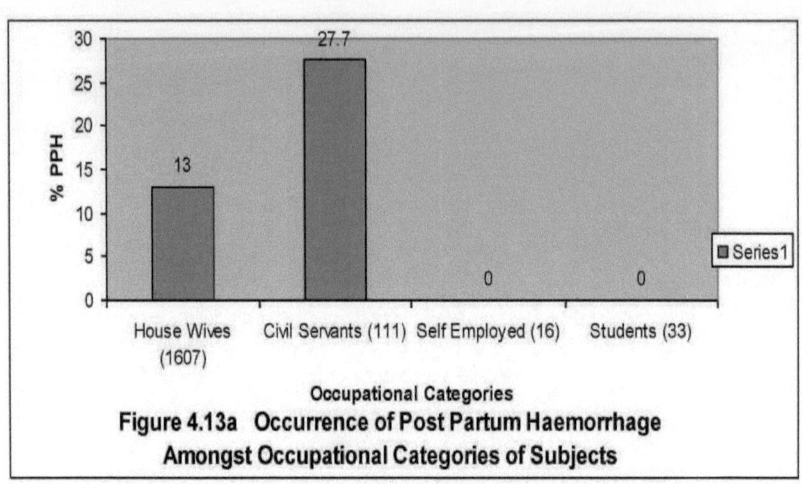

Figure 4.13a Occurrence of Post Partum Haemorrhage Amongst Occupational Categories of Subjects

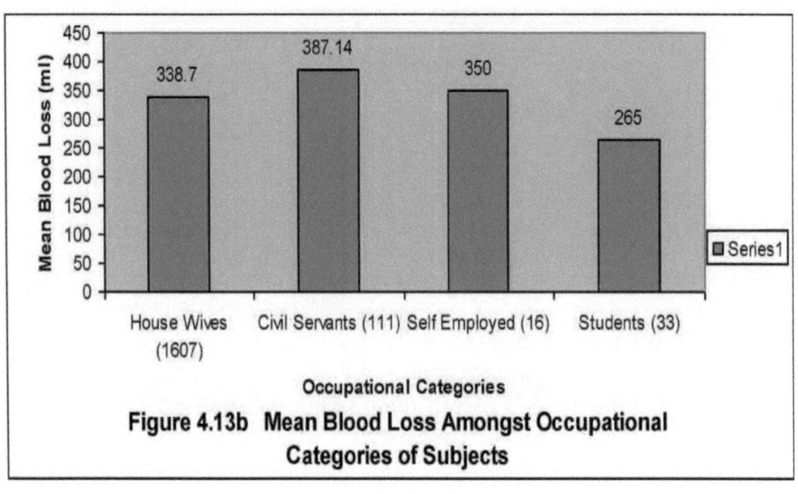

Figure 4.13b Mean Blood Loss Amongst Occupational Categories of Subjects

APÊNDICE IV

Tabela 8.1 Correlação entre a perda de sangue estimada e a paridade

Variável(eis) de controlo	Variáveis de teste	Correlação	Significado
Idade	Perda de sangue estimada	-0.088	0.003
	Paridade		

Tabela 8.2 Correlação entre a perda de sangue estimada e a idade

Variável(eis) de controlo	Variáveis de teste	Correlação	Significado
Paridade	Perda de sangue estimada	0.388	0.0001
Número de entregas	Idade		
Período de repouso			

Tabela 8.3 Correlação entre a perda de sangue estimada e a tribo

Variável(eis) de controlo	Variáveis de teste	Correlação	Significado
Paridade	Perda de sangue estimada	0.617	0.0001
Número de entregas	Tribo		
Período de repouso, Idade			

Tabela 8.4 Correlação entre a perda de sangue estimada e a formação académica dos participantes

Variável(eis) de controlo	Variáveis de teste	Correlação	Significado
Paridade	Perda de sangue estimada	-0.113	0.075
Número de entregas	Formação académica		
Período de repouso, Idade			

Quadro 8.5 Correlação entre a perda de sangue estimada e a profissão dos participantes

Variável(eis) de controlo	Variável(eis) de teste	Correlação	Significado
Paridade, Tribo, Educação, Medicação	Perda de sangue estimada Ocupação	-0.113	0.075
Número de entregas			
Período de repouso, Idade			

Cromatogramas

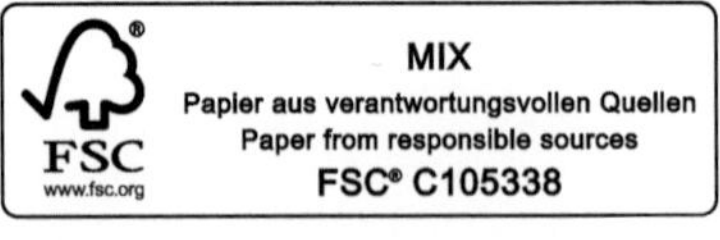

Printed by Books on Demand GmbH, Norderstedt / Germany